Inhalt

3

Barbara Temelie · Beatrice Trebuth

Die
Fünf Elemente Ernährung
für Mutter und Kind

25. September 2020

Ein —
Herzensgruß
zür Geburt von
Carl Friedrich
an Dich und
Deine kleine
Familie liebe Isa ♥

Aller-Liebste Glückwünsche
von
Deiner Ute.

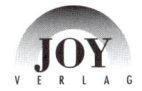

JOY
VERLAG

Bibliografische Information der Deutschen Bibliothek
Die Deutsche Bibliothek verzeichnet diese Publikation in der Deutschen Nationalbibliografie; detaillierte bibliografische Daten sind im Internet über http://dnb.ddb.de abrufbar.

15. Auflage 2010
© 1994 by Joy Verlag GmbH, Oy-Mittelberg
ISBN 978-3-928554-09-1

Umschlaggestaltung: Kuhn Grafik und Buchdesign, Zürich
Satz: Michael Epperlein, Biberach
Druck: L.E.G.O. S.p.A., Lavis (TN)

Gesetzt aus der Minion Pro

Printed in Italy

Vorwort

In die Überarbeitung dieses Buches im Herbst und Winter 2008/2009 sind viele wichtige Erfahrungen eingeflossen, die wir dem intensiven und fruchtbaren Austausch mit schwangeren Frauen, Eltern und Kindern in unzähligen Beratungen und Seminaren sowie mit den Leserinnen und Lesern unserer Bücher zu verdanken haben. Wie wichtig eine *gute* Ernährung für werdende Mütter und für Kinder ist, leuchtete all diesen Menschen ein. Denn schließlich stellt sie die Weichen und bildet die notwendige Grundlage für eine stabile Gesundheit im Kindesalter und im Erwachsenenleben, die sich jeder für ein erfülltes Leben wünscht. Aber wie die *gute* Ernährung beschaffen sein muss, um die Bedürfnisse einer Schwangeren oder kleiner Kinder voll und ganz zu erfüllen, darüber herrscht häufig Unklarheit.

Vor dem Hintergrund der chinesischen Medizin und Diätetik sind die Auswirkungen der Ernährung auf den Organismus jedoch deutlich zu erkennen: Bestimmte Schwächen und Erkrankungen im Erwachsenenalter stehen in direktem Zusammenhang mit minderwertiger Nahrung oder mit einseitigen, sogenannten *gesunden* Kostformen, mit denen man in der Kindheit konfrontiert war. Darum und nicht zuletzt aufgrund langjähriger Erfahrung sind wir in der Lage, konkrete Aussagen darüber zu machen, wie hochwertige, stärkende Mahlzeiten für Kinder aussehen müssen.

Selbst die Ernährung der zukünftigen Eltern in der Zeit vor der Zeugung hat einen Einfluss auf die Vitalkraft des Kindes. Und natürlich spielt die der werdenden Mutter eine ganz besondere Rolle für sein Wohlergehen. Bereits vor unserer Ausbildung in chinesischer Medizin erhielten wir dieses kostbare Wissen und viele praktische Hinweise zu wohltuenden Speisen – häufig beim gemeinsamen Essen – von unserem chinesischen Tai Chi-Lehrer Sanlii Chang und seiner Frau, wenn wir bei ihnen zu Gast waren. Inspiriert durch ihre Unterweisungen, machten wir damals intensive praktische Erfahrungen mit den energetischen Prinzipien der chinesischen Medizin und Ernährungslehre. Nachdem die »Ernährung nach den Fünf Elementen« (B. Temelie) 1992 erschienen war und 1993 unser »Fünf Elemente Kochbuch«, war es für uns selbstverständlich, dass das nächste Buch 1994 »Die Fünf Elemente Ernährung für Mutter und Kind« sein musste. Es wurde zu einem erfolgreichen Ratgeber und half vielen werdenden Müttern und Eltern dabei, eine klare Linie zu finden, um sich und die Familie mit genussvollem, hochwertigem und gesundem Essen zu versorgen.

In der Zwischenzeit haben ernährungsbezogene Erkrankungen wie Diabetes, Allergien, Übergewicht, Untergewicht und Essstörungen bei Kindern und Jugendlichen immer weiter zugenommen. Um solchen Gefahren von vornherein vorzubeugen, setzen wir uns in diesem Buch auch kritisch mit Kindernahrung aus konventioneller industrieller Herstellung auseinander. Wenn Kinder von klein an mit frischen, hochwertigen Mahlzeiten und ihrem natürlichen Wohlgeschmack vertraut sind, dann nimmt die Wahrscheinlichkeit zu, dass sie ein gutes Ernährungsbewusstsein entwickeln und beibehalten. Das zeigen jedenfalls die Erfahrungen mit den eigenen Kindern (B. Trebuth) und mit vielen anderen Kindern und Jugendlichen in der Ernährungsberatung und im Freundeskreis, für deren Eltern die Fünf-Elemente-Küche selbstverständlich geworden ist. Da die Industrialisierung der Nahrung zunehmend voranschreitet, werden es die einst gut ernährten Kinder sein, die dann später als Erwachsene ihr Wissen über Qualität, Wirkung und Zubereitung von Nahrung an die nächste Generation weitertragen können.

Persönliche Aussagen im ersten Teil des Buches bis zum Beginn des Kapitels über die Schwangerschaft stammen von Barbara Temelie. Praktische Inhalte und persönliche Aussagen im weiteren Verlauf des Buches beruhen auf dem Wissen und der Erfahrung von Beatrice Trebuth. Aussagen in der »Wir-Form« geben die Meinung von beiden Autorinnen wieder.

Barbara Temelie und Beatrice Trebuth, März 2009

Teil 1

Einleitung:
Unterernährung in der westlichen Wohlstandsgesellschaft

Über Jahrtausende haben sich die Ernährungsgewohnheiten des Menschen gemäß den klimatischen und geografischen Gegebenheiten seiner Umgebung entwickelt. Die Anpassung des Verdauungstraktes an Veränderungen der Nahrungspalette ging daher nur sehr langsam vonstatten. Im Vergleich dazu kommen die Umwälzungen in der Ernährung, denen sich der Mensch und mit ihm seine Verdauung in den vergangenen sechzig Jahren konfrontiert sah, einer Revolution gleich. Früher überlebten Wissen und Gebräuche, wenn sie das Überleben des Menschen gewährleisteten. Waren sie der Gesundheit und dem Fortbestand der menschlichen Rasse abträglich, starben sie aus. Heute genügt ein kurzsichtiger Blick ins Mikroskop, um die Ernährungsgewohnheiten einer ganzen Gesellschaft auf den Kopf zu stellen, althergebrachtes Wissen umzukrempeln und bewährte Erfahrungen über den Haufen zu werfen. Seit der Entdeckung der Vitamine ist es der westlichen Ernährungswissenschaft gelungen, mittels theoretischer Erkenntnisse und Nährwertkalkulationen eine neue Ernährungslehre zu entwickeln und diese als die einzig richtige zu verkaufen, und zwar mit Hilfe einer ausschließlich gewinnorientierten Lebensmittelindustrie. Mit einem erstaunlichen Fazit: Über 90 Prozent der Menschen, die in den letzten fünf Jahren in unsere Ernährungsberatung kamen, leiden unter Verdauungsschwäche, daraus folgend unter Energiemangel und weiteren Beschwerden, ausgelöst durch einseitige Ernährungsgewohnheiten. Noch erstaunlicher ist diese Tatsache, wenn man bedenkt, dass wir in den Beratungen überwiegend mit Menschen zu tun haben, die ganz besonders bemüht sind, sich *gesund* zu ernähren, wie beispielsweise werdende Mütter und Eltern, sich also an den neuesten Erkenntnissen auf dem *Ernährungsmarkt* orientieren und diese Ratschläge gewissenhaft befolgen. Ratschläge, die zum Beispiel lauten: Essen Sie im Winter reichlich Südfrüchte gegen Erkältung; geben Sie Ihren Kindern Orangensaft zwecks Vitamin C; decken Sie Ihren Calcium-Bedarf in der Schwangerschaft durch möglichst viel Milchkonsum; kaufen Sie tiefgefrorene Gemüse gegen Vitaminmangel, und essen Sie Rohkost gegen Krebs. Obwohl bei keiner einzigen dieser Empfehlungen nachgewiesen werden kann, dass sie hält, was sie verspricht, gelingt es immer wieder, diese Halbwahrheiten mit Hilfe von Werbung, Jonglieren mit Zahlen und Angstmache in die Köpfe ernährungsbewusster Menschen einzupflanzen. Aber wie Sie bald erfahren werden, sind Nahrungsmittel mehr als nur die Summe mikroskopisch nachweisbarer Inhaltsstoffe. Während selbstverantwortlichen Menschen suggeriert wird, sie würden vor Krankheit geschützt, wird nach und nach ihre Gesundheit ruiniert, insbesondere die der Kinder, die mehr als jeder Erwachsene unter einer irregeleiteten Ernährungsweise leiden. Denn bei Kindern muss die Basis für stabile Gesundheit erst noch aufgebaut werden, und alle Fehler, die in der Kindheit gemacht werden, sind von erheblicher Tragweite. Überdeutlich zeigen sich die fatalen Folgen davon – wie Allergien, Asthma oder auch emotionale Instabilität – an dem enormen Verbrauch von Medikamenten und Psychopharmaka bei Kindern.

Neben all diesen kurzsichtigen und oberflächlichen Ernährungsempfehlungen hat unser Jahrhundert ein weiteres, die Gesundheit bedrohendes Phänomen hervorgebracht: den Zeitmangel. Zum ersten Mal in der Geschichte erleichtern Maschinen, Computer und hoch entwickelte Technik dem Menschen die Arbeit bei gleichzeitigem Zuwachs von Produktion und Gewinn. Im beruflichen Umfeld reduzierte sich die Arbeitszeit des Einzelnen durch diese Entwicklung erheblich. Im privaten Bereich ermöglichen Küchengeräte, Wasch- und Spülmaschinen dem Menschen ein Höchstmaß an Freizeit. Um so erstaunlicher ist es, dass Zeitdruck in allen Gesellschaftsschichten und Altersgruppen subjektiv als eine der schlimmsten Belastungen erlebt wird. Wen wundert es, dass gerade berufstätige Hausfrauen und Mütter unter diesem Phänomen besonders leiden und zeitsparende Ernährungsempfehlungen, zum Beispiel Fertiggerichte, Rohkost, Tiefkühl- und Mikrowellenkost, äußerst dankbar aufnehmen – zumal diese Nahrung werbewirksam als gesund verkauft wird und immer auch ernährungswissenschaftlich untermauert ist.

Tatsächlich haben all diese Zeitsparer eines gemeinsam: Sie enthalten kein *Qi*, das heißt keine Energie. Um es überspitzt mit den Worten eines meiner Lehrer auszudrücken: Man könnte genauso gut Zeitungspapier essen. De facto verursachen sie Energiemangel, insbesondere im Verdauungstrakt. Das hat zur Folge, dass die in der Nahrung enthaltenen Vitalstoffe, Vitamine, Enzyme und Mineralien vom Organismus gar nicht aufgenommen werden können. Aus diesem Grund sind die meisten Menschen und vor allem Kinder heutzutage unterernährt, zumindest was ihr Energiepotenzial anbelangt. Müdigkeit und Antriebslosigkeit bei Erwachsenen, chronischer Schnupfen und Husten bei Kindern sind nur zwei harmlose Anzeichen dafür. Aber ist es denn einer müden, gestressten Hausfrau, die zwei kranke Kinder zu versorgen hat, zu verdenken, dass sie immer wieder zu Fertig- und Tiefkühlgerichten greift? Ist es ihr zu verübeln, dass sie sich für Essgewohnheiten begeistert, die ihr endlich die Legitimation erteilen, nicht mehr kochen zu müssen und stattdessen Obst zum Frühstück zu essen und den lieben Kleinen Fertiggläschen und Bananen mit Quark zu geben? Wer will es ihr anlasten, dass sie all dies guten Gewissens tut, da ihr doch seit Jahren eingeredet wird, dass die altmodisch und umständlich geschabte Möhre nach dem Kochen sowieso keine Nährstoffe mehr enthalte? Dass gekochte Möhren über Generationen eine heilsame, gut verdauliche und günstige Kindernahrung abgaben, dass dieses einfache, heimische Gemüse für kleine Kinder ein Genuss und für ihr Bäuchlein ein Allheilmittel darstellte, ist fast schon in Vergessenheit geraten. Warum eigentlich? Ganz einfach: Weil man die Lebenskraft spendende Energie in der Karotte unter dem Mikroskop noch nicht sichtbar machen kann, weil jede Generation ihre neuen Errungenschaften braucht, weil das Neue immer besser als das Alte ist, weil alles schnell gehen muss, weil man keine Zeit hat zu sehen, was das mikrowellenerwärmte *Gläschen* oder die Banane dem Kind antut.

Entwicklungshilfe aus Fernost

Seit sich die chinesische Wirtschaft der Welt geöffnet hat, scheinen sich auch die chinesischen Heilmethoden in Europa und Amerika zu einem neuen Trend zu entwickeln. Zum Glück für all jene, denen die ganzheitlichen Prinzipien der chinesischen Medizin bereits im Verlauf der letzten vierzig Jahre gute Dienste geleistet haben und denen die Fließbandarbeit der modernen, westlichen Hightech-Medizin immer weniger Vertrauen einflößt. Zum Glück auch für unsere energetisch unterernährte Wohlstandsgesellschaft, dass sie endlich Entwicklungshilfe aus dem Osten bekommt. Denn im Zuge der zunehmenden Popularität der traditionellen chinesischen Medizin hat uns inzwischen auch die traditionelle chinesische Ernährungslehre erreicht oder die Ernährung nach den Fünf Elementen, wie ihre moderne Umsetzung für den Westen genannt wird.

Ein Viertel der Weltbevölkerung, nämlich die Chinesen, profitiert seit mehr als dreitausend Jahren von den diagnostischen und therapeutischen Methoden der traditionellen chinesischen Medizin (TCM) und ernährt sich nach den Prinzipien der traditionellen chinesischen Ernährungslehre. In einem riesigen Land, in dem die Menschen größtenteils unter widrigen klimatischen, wirtschaftlichen und sozialen Verhältnissen leben, hat diese Medizin wahre Wunder vollbracht. Hervorragende Dienste, die sich auch noch äußerst kostengünstig auf die medizinische Versorgung der gesamten Bevölkerung auswirken, leistet sie im Bereich der Vorbeugung.

Wirkungsvolle Krankheitsvorsorge gelingt der TCM aus mehreren Gründen: Zum Ersten verfügt sie über eine spezielle Kinderheilkunde, die die besondere physiologisch-energetische Konstitution des Kindes beachtet, indem sie den zarten energetisch unreifen Organismus prophylaktisch oder therapeutisch durch Kinderdiätetik, Tuina-Massage und Kräutermedizin stärkt und somit den Anfängen eventueller Krankheiten wehrt.

Zweitens helfen differenzierte Diagnosetechniken in der Erwachsenenmedizin, Krankheiten in ihren allerersten Anfängen zu erkennen und zu behandeln. Und zum Dritten besitzt sie eine in sich schlüssige und umfassende Ernährungslehre, die es ermöglicht, den Organismus in einer Weise zu stärken, dass Krankheit erst gar nicht entsteht. Dabei ist es wichtig zu betonen, dass bei der chinesischen Diätetik Ernährungsempfehlungen immer individuell auf den Patienten zugeschnitten sind, das heißt, dass sie erst dann zum Einsatz kommen, wenn ein gründlicher Befund des energetischen Zustands aller Organsysteme erstellt wurde. Ansonsten gehört es in China immer noch zum Allgemeinwissen, wie Nahrungsmittel als Ganzes wirken, wie man sich ausgewogen ernährt und wie Kinder ohne Produkte der Firma Milupa groß und stark werden.

Bezeichnend für das Prinzip der Vorbeugung ist die Tatsache, dass bis vor wenigen Jahren die Ärzte in China nur so lange bezahlt wurden, wie die von ihnen betreute Familie gesund blieb. Wurde ein Familienmitglied krank, setzten die Zahlungen aus. Grund genug für den Arzt, sich rechtzeitig um die Gesundheit seiner Patienten zu kümmern, wenn widrige Bedingungen wie feuchte und kalte Wintermonate oder Grippeepidemien diese bedrohten oder wenn freudige Umstände Rat und Unterstützung für Mutter und Kind erforderten.

Die Vielfalt der therapeutischen Methoden und das ausgezeichnete diagnostische System der TCM gestatten einem chinesischen Arzt auch heute noch, seinen Patienten umfassende Hilfestellung in vielen Lebenslagen zu geben. Neben Schwangerschafts- und Kinderbetreuung gehören hierzu psychologischer Rat bei inneren Konflikten, Anleitung zu Qi Gong-Übungen bei energetischen Blockaden, Akupunktur und Kräutertherapie bei akuten und chronischen Erkrankungen und nicht zuletzt individuelle Ernährungsempfehlungen entsprechend der Jahreszeit und der persönlichen Konstitution.

Trotz der starken Ausbreitung der westlichen Medizin in China und dank der dortigen Bemühungen, chinesische Ernährungstherapie mittels westlicher Wissenschaft zu beweisen, kann die Diätetik ihren angestammten Platz in China bisher noch behaupten.

In Europa oder Amerika wurde sie bis vor wenigen Jahren von all jenen, die sich zu Recht rühmen dürfen, chinesische Medizin im Verlauf der vergangenen hundert Jahre in den Westen transportiert zu haben, einfach vergessen. Dank der Bücher, Kurse und Ausbildungen zum Thema Fünf-Elemente-Ernährung hat sie inzwischen auch im Westen den ihr zustehenden Platz als wichtiger Teilbereich der TCM eingenommen.

Wie wir in der Ernährungsberatung immer wieder sehen, ist sie in Theorie und Praxis ein hervorragendes Mittel, um der Verwirrung auf dem westlichen Ernährungsmarkt und der energetischen Unterernährung unserer Kinder eine wirkliche Alternative gegenüberzustellen.

Yin und Yang

In der taoistischen Philosophie werden zwei Modelle verwendet, um geistige Grundprinzipien und Naturgesetze nachzuvollziehen und Veränderungen vorhersehbar zu machen. Das erste Modell ist die *Lehre von Yin und Yang*, anhand derer energetisches Ungleichgewicht im Organismus und der Einsatz von Nahrungsmitteln bezüglich ihrer thermischen Wirkung verdeutlicht wird. Das zweite ist das *Fünf-Elemente-System*. Im Rahmen dieses Buches dient es dazu, körperliche und psychologische Zusammenhänge zu erklären und den Einsatz der Nahrungsmittel bezüglich ihrer Geschmacksrichtungen zu belegen. Ein drittes Modell, das der chinesischen Medizin entstammt, ist der sogenannte Drei-Erwärmer. Es wird benutzt, um Energiegewinnung und Funktionen der Organe zu beleuchten.

YIN- UND YANG-WURZEL DES MENSCHEN

Wenn Yin und Yang sich vereinen, entsteht eine Ganzheit. Tai, der Friede, das elfte Zeichen aus dem chinesischen Orakel- und Weisheitsbuch »I Ging« stellt diese Vereinigung dar, indem es sich aus dem weiblichen Symbol für Yin und dem männlichen Symbol für Yang zusammensetzt. Alle sechzig Tage steht ein Tag unter diesem Zeichen, und traditionell wurde dieser Tag in China als Hochzeitstermin bevorzugt. Denn Heirat, körperliche Liebe und Zeugung eines Kindes basieren auf der Vereinigung von Yin und Yang, von weiblicher und männlicher Energie. Aufgrund der Anziehung beider Pole entsteht neues Leben. Menschliches Leben basiert auf der Vereinigung von Geist = Yang und verdichteter Energie = Materie = Yin. Ein ausgewogenes Verhältnis zwischen Yin und Yang sorgt für Harmonie auf allen Ebenen. Die Trennung von Yin und Yang bedeutet Tod. Jeder lebende Organismus unterliegt diesen Prinzipien. Jedes Organ im Körper ist auf ein ausgewogenes Verhältnis zwischen Yin und Yang angewiesen. Verdichtete Yin-Energie bringt die Form, das heißt alles Sichtbare am Menschen hervor. Sie bildet die sogenannte *Yin-Wurzel* des Menschen, die *Blut, Säfte und Substanz* bereitstellt, um den gesamten Organismus immer wieder zu erneuern, zu kühlen und zu befeuchten. Demgegenüber steht die *Yang-Wurzel*, die alles Nichtsichtbare, das heißt *Energie und Wärme* hervorbringt und für Aktivität und Erwärmung des Körpers sorgt.

Krankheit bedeutet, dass Yin und Yang im Ungleichgewicht sind: Organ und Meridian (Energieleitbahn) haben zu viel oder zu wenig Energie (Yang) oder Substanz (Yin); es herrscht Fülle oder Leere in einem oder mehreren Organen.

Yin und Yang im Ungleichgewicht

Gesundheit bedeutet, dass die Selbstheilungsfunktion des Organismus ein ausgewogenes Verhältnis von Yin (Substanz) und Yang (Energie) aufrechterhält. Dadurch werden vorübergehende krankmachende Einflüsse, wie bioklimatische Kälte, Ärger, Überanstrengung oder schlechtes Essen, ausgeglichen.

Dauern solche körperlichen und psychischen Belastungen jedoch länger an, versagt der Ausgleichsmechanismus, und der Mensch wird krank. Um das Verständnis von Krankheit aus chinesischer Sicht zu verdeutlichen, werden im Folgenden Fülle- und Leerezustände kurz beschrieben. Auf Ungleichgewichtszustände im Zusammenhang mit einzelnen Organen wie Milz und Nieren, die für Schwangerschaft und Kinderernährung relevant sind, werden wir im weiteren Verlauf detailliert eingehen.

Im Rahmen der *Yin-Wurzel* können folgende Ungleichgewichtszustände auftreten:

Ein *Säftemangel (Yin-Mangel) oder Blutmangel* wird durch austrocknende Einflüsse hervorgerufen. Austrocknende Genussmittel – Kaffee, Schwarztee, Zigaretten – sowie Stress, intellektuelle Überanstrengung und Schlafmangel erschöpfen langfristig die Körpersäfte. Äußert sich das Geschehen bei einem sogenannten Blutmangel, kommt es zu Lichtempfindlichkeit der Augen, eingeschlafenen Gliedmaßen, geistiger Müdigkeit und Schwierigkeiten beim Einschlafen. Im Unterschied zum Blutmangel beginnt ein ausgesprochener Yin-Mangel mit Nachtschweiß, heißen Fußsohlen, trockenen Schleimhäuten und Nervosität. Haarausfall bei Müttern nach der Geburt ist ebenfalls ein Zeichen von vorübergehendem Yin-Verlust der Nieren. Eine *Yin-Fülle* wird durch eine Schwäche der Yang-Wurzel verursacht. Mangel an Energie und Wärme kann bei entsprechenden Ernährungsgewohnheiten Wasseransammlungen zur Folge haben. Befeuchtende und Schleim bildende Nahrungsmittel wie Milchprodukte sind hier die wichtigsten Auslöser.

Es gibt die folgenden Fülle- oder Leerezustände im Rahmen der *Yang-Wurzel*:

Qi-Mangel, einhergehend mit Müdigkeit, Konzentrationsschwäche und schwacher Verdauung; er wird im Zusammenhang mit dem Organ Milz ausführlich besprochen, da Qi-Mangel der Milz Ausgangspunkt für viele Erkrankungen ist. Gerade in der Schwangerschaft und bei Kindern ist eine Vorbeugung durch Qi-reiche Nahrung sehr sinnvoll, da das Milz-Qi für die gesamte Energiegewinnung im Organismus verantwortlich ist.

Beim *Yang-Mangel* ist das Geschehen meist weiter fortgeschritten als beim Qi-Mangel. Insbesondere die kälteempfindlichen Nieren leiden unter diesem Zustand, der mit Erschöpfung und starken Kälteempfindungen einhergeht. Nähere Erläuterungen hierzu finden Sie in dem Kapitel über den Unteren Erwärmer.

Yang-Fülle bedeutet Überschuss an innerer Hitze. Erwärmende Nahrungs- und Genussmittel wie Fleisch, Kaffee, Alkohol und hitzige Emotionen wie Wut begünstigen diesen Zustand. Hitzeempfindungen, rote Gesichtsfarbe, laute Stimme und Schlafstörungen sind Anzeichen eines Yang-Überschusses in einem oder mehreren Organen.

Ausgewogene Ernährung nach den Prinzipien der chinesischen Ernährungslehre ist in jedem Fall eine wichtige Maßnahme für die Stärkung der Gesundheit ebenso wie für die Vorbeugung und Heilung von Krankheit. Die polare Klassifizierung der Nahrungsmittel nach Yin und Yang, beziehungsweise kalt und heiß steht analog zur Klassifizierung der energetischen Leere- und Füllezustände, beziehungsweise zu Kälte und Hitze im Organismus. Gerade diese Analogie ermöglicht es, passende Nahrungsmittel, Gewürze und Zubereitungsmethoden für die individuelle Situation des Menschen oder für die allgemeine Form des Kochens nach Jahreszeit auszuwählen.

Die thermische Wirkung der Nahrungsmittel

Die thermische Klassifizierung der Nahrungsmittel beruht auf deren energetischer Wirkung auf den Organismus. Extreme Wirkungen wie *kalt* und *heiß* werden nach dem Genuss entsprechender Speisen von den meisten Menschen direkt als Kälte- oder Wärmeempfindung wahrgenommen. Die Qi-aufbauende Wirkung vieler *neutraler* Nahrungsmittel wird eher langfristig als Steigerung des allgemeinen Wohlbefindens erlebt. Ausgewogene Ernährung im Sinne der chinesischen Ernährungslehre bedeutet, Nahrungsmittel thermisch so zu kombinieren, dass Yin- und Yang-Wurzel gleichermaßen gestärkt werden, um das energetische Gleichgewicht des Körpers zu erhalten oder wiederherzustellen. Übermäßige Bevorzugung von Nahrungsmitteln mit einer einzigen thermischen Wirkung, wie dies beispielsweise bei einer Rohkosternährung der Fall ist, führen aus der Sicht der chinesischen Medizin unweigerlich zu einem energetischen Ungleichgewicht und somit zu Krankheit.

Die Einteilung der Nahrungsmittel entsprechend ihrer thermischen Wirkung finden Sie auf dem Nahrungsmittelposter im Anhang des Buches. Bei Nahrungsmitteln wie Gemüse, Getreide und Fleisch, die normalerweise gekocht verzehrt werden, bezieht sich die Klassifizierung auf den gekochten Zustand. Bei Nahrungsmitteln, die man üblicherweise roh verzehrt, auf den Rohzustand.

Kalte Nahrungsmittel wie Südfrüchte, Tomaten, Gurken, Joghurt, Schwarztee, Mineralwasser und eisgekühlte Getränke kühlen den Organismus stark ab. Es wird empfohlen, sie allenfalls in kleinen Mengen zu verwenden, um das Entstehen einer Yang-Fülle (innere Hitze) zu verhindern. Größere Mengen von kalten Nahrungsmitteln und

Getränken führen auch im Sommer zu Qi- oder Yang-Mangel, da die abkühlende Wirkung die Verdauungsorgane Magen und Milz sowie die Nieren schwächt. Weil die Yang-Energie zunimmt, neigen Frauen in der Schwangerschaft zu gesteigertem Wärmeempfinden. Auch quirlige Kinder leiden häufig unter innerer Hitze. In beiden Fällen sei jedoch wegen des kälteanfälligen Verdauungstrakts davor gewarnt, übermäßig viel *kalte* und *rohe* Nahrungsmittel zu verzehren. Eine geeignete Alternative bietet gekocht verzehrte *erfrischende* Nahrung.

Erfrischende Nahrungsmittel sind die Quelle von Körpersäften und Blut. Die meisten Gemüse, einheimische Obstsorten und Salate gehören in diese Kategorie. Wenn sie in der kalten Jahreszeit oder von energieschwachen Menschen in zu großen Mengen roh verzehrt werden, bewirken sie – ebenso wie kalte Nahrung – Verdauungsprobleme und innere Kälte. Gekocht sind erfrischende Nahrungsmittel dagegen gut verdaulich, und der Organismus kann aus ihnen wesentlich mehr Säfte und Vitalstoffe gewinnen als aus Rohkost, obwohl in rohem Obst und Gemüse natürlich mehr Vitamine enthalten sind. Jedoch: Nicht, was gegessen wird, ernährt den Körper, sondern das, was verdaut wird. Um die aufgenommene Nahrung zu verdauen, braucht der Magen Energie, bei Rohkost wesentlich mehr als bei gekochter Nahrung. Daraus folgt, dass insgesamt mehr Vitamine, Mineralien und Enzyme in körpereigene Stoffe umgewandelt werden können, wenn die Nahrung durch Erhitzen auf die Verdauung vorbereitet wurde.

Neutrale Nahrungsmittel bauen Qi auf und harmonisieren die Yin- und Yang-Wurzel. Sie beugen einem energetischen Ungleichgewicht vor und sollten deshalb den größten Teil der Nahrung ausmachen. Dies gilt insbesondere für alle im ganzen Korn gekochten Vollwertgetreide. Einige Getreidesorten wie Reis und Gerste haben neben ihrer Qi-aufbauenden Wirkung einen erfrischenden, Säfte aufbauenden Einfluss auf den Organismus. Um diese Feinheiten zu verdeutlichen, werden sie in der Nahrungsmittelliste unter erfrischend klassifiziert. Grünkern und Süßreis sind hingegen neutral mit erwärmender Tendenz und werden deshalb als warm klassifiziert. Rindfleisch wirkt ebenfalls neutral und ist ein hervorragender Energielieferant. Da Fleisch jedoch immer toxische Ablagerungen im Organismus erzeugt, sollte es lediglich in kleinen Mengen, am besten als Fleischsuppe, gegessen werden. Um toxischen Ablagerungen vorzubeugen, empfiehlt es sich, regelmäßig Vollwertgetreide und Gemüse zu essen. Beide Nahrungsmittelgruppen binden toxische Stoffe und sorgen für ihre Ausscheidung.

Warme Nahrungsmittel stärken die Yang-Wurzel, das heißt, sie liefern Energie und Wärme. Zusammen mit neutralen und erfrischenden Nahrungsmitteln bilden sie einen festen Bestandteil einer ausgewogenen Ernährung. Eine besondere Rolle für die Wärmeenergie spielen warme, getrocknete Kräuter und Gewürze. Vegetarier, die häufig unter Energiemangel und innerer Kälte leiden, können diese Defizite langfristig durch die regelmäßige Verwendung von kleinen Mengen warmer und heißer Gewürze ausgleichen.

Heiße Nahrungsmittel sollten ebenso wie die kalten in kleinen Mengen gegessen werden, da sie den Organismus sehr schnell in ein energetisches Ungleichgewicht bringen. Dies gilt besonders für heiße, scharfe Gewürze wie Chili, Curry, Pfeffer und so weiter. In kleinen Mengen schützen sie vor innerer Kälte und bilden eine schmackhafte Zutat zu allen Wintergerichten. Im Übermaß gegessen bewirken sie innere Hitze (Yang-Fülle).

Überblick über den richtigen Einsatz der Nahrungsmittel anhand ihrer thermischen Wirkung

Im Grunde genommen ist es ausgesprochen einfach, sich ausgewogen zu ernähren, wenn man die thermische Wirkung der Nahrungsmittel beachtet. Die folgenden Prinzipien geben Ihnen die Möglichkeit, alle Gerichte für sich und Ihre Familie harmonisch zuzubereiten und Ungleichgewichtszustände auszugleichen oder vorzubeugen.

Ausgewogenheit erreichen Sie bei jedem Gericht, wenn Sie *neutrale* Nahrungsmittel in Form von Getreide oder Gemüse verwenden. Hirse ist die neutralste Getreidesorte. Zusammen bilden Hirse, Karotten, grüne Bohnen, alle Kohlsorten, Mais, Hülsenfrüchte, Nüsse und Rindfleisch die große Gruppe der Qi-Lieferanten. Für Abwechslung, Energiezufuhr und Entgiftung sorgen ebenfalls alle anderen Vollwertgetreide. Aufgrund ihrer leicht erfrischenden oder erwärmenden Tendenz sind sie darüber hinaus gezielt einsetzbar, um innere Hitze beziehungsweise Kälte auszugleichen.

Zu dem harmonischen Arrangement eines Gerichtes gehören neben neutralen Nahrungsmitteln in Form von Getreide oder Gemüse *erfrischende* und *warme* Zutaten. Die reiche Auswahl an erwärmenden Kräutern und Gewürzen, an erfrischenden Salaten und Gemüsesorten lassen jedes Gericht fast ganz von selbst zu einem harmonischen Ganzen werden, wenn Sie sich angewöhnen, sich an dem frischen Angebot der Jahreszeit zu orientieren.

Anpassung an die jeweilige Jahreszeit erreichen Sie mit einer leichten Verschiebung des Prinzips der Ausgewogenheit von neutral, erfrischend und warm. In der *kalten Jahreszeit* braucht der Organismus viel Wärmeenergie (Yang), um sich vor äußerer Kälte und Energieschwäche durch Bewegungsmangel zu schützen. Eine Betonung von *warmen* Nahrungsmitteln zuungunsten der erfrischenden und die Verwendung kleiner Mengen heißer Gewürze und Lammfleisch schafft den Ausgleich zum kühlen Wetter. Dies gelingt allerdings nur, wenn Sie weitgehend auf kalte Nahrung wie Zitrusfrüchte, Bananen, Joghurt, Tomaten und Gurken verzichten. Die Aussage, dass Zitrusfrüchte vor Erkältung schützen, ist eine Halbwahrheit, die – wie so viele andere Aussagen der wissenschaftlichen Ernährungslehre – falsch ist. Da die westliche Ernährungslehre die thermische Wirkung der Nahrung außer acht lässt, kommt sie, wie man an den Resultaten deutlich sehen kann, immer wieder zu falschen Ergebnissen. Die stark abkühlende Wirkung von Zitrusfrüchten schmälert die Yang-Energie und somit die Abwehrkraft des Organismus. Daran kann auch Vitamin C nichts ändern. Menschen, die im Winter Zitrusfrüchte, Rohkost und andere abkühlende Nahrungsmittel essen, sind in der Regel wesentlich anfälliger für Erkältungen als Menschen, die sich im Winter traditionell an erwärmende Gemüse- oder Fleischeintöpfe halten. Wenn kleine Kinder im Winter mit Bananen, Joghurt oder Quarkspeisen buchstäblich abgespeist werden, ist die logische Folge eine chronische *Rotznase* und Energiemangel.

Yangisierende Kochmethoden ermöglichen Ihnen, dem Bedürfnis nach abkühlenden Speisen nachzugehen, da diese Methoden einen Ausgleich schaffen. Die Verwendung von scharfen Gewürzen, Zwiebeln und Schnittlauch im Salat ist eine Yangisierungsmethode, die zudem noch verhindert, dass der Salat den Organismus zu sehr auskühlt. Tomatensalat mit Zwiebeln oder mit Oregano ist ein Beispiel dafür, dass wir diese Methoden auch hier im Westen verwenden – freilich ohne die Hintergründe dafür zu kennen.

Durch die Verwendung von Alkohol und heißen Gewürzen kann die warme Energie von Gerichten noch mehr gesteigert werden. Andere yangisierende Kochmethoden, die gerade für die vegetarische Küche im Winter eine zusätzliche erwärmende Komponente bieten, sind langes Kochen, kurzes scharfes Anbraten, Braten und Backen im Herd. Im Gegensatz dazu steht das *Yinisieren*, das heißt kurz kochen, blanchieren oder gar nicht kochen. Hülsenfrüchte können beispielsweise zusammen mit Lauch und Möhren lange gekocht werden. Um die breiige Konsistenz aufzulockern und auch etwas für die Yin-Wurzel zu tun, fügt man am Ende der Kochzeit etwas rohen Spinat oder Wirsing hinzu. Gerade die Kombination von sehr lange gekochten Speisen mit nur kurz gekochten Zutaten bewirkt die Stärkung beider Wurzeln und ergibt interessante Gerichte.

In der warmen Jahreszeit dringt Yang-Qi (Wärme-Energie), das im Winter die inneren Organe warm hält, nach außen, um dem Organismus die Anpassung an die äußere Hitze zu ermöglichen. Tatsächlich ist daher der Verdauungstrakt gerade im Sommer besonders anfällig. Kinder leiden in der heißen Jahreszeit häufig unter Durchfall und Bauchweh, weil sie Eis, kalte Getränke oder zu viel Obst zu sich genommen haben. Auch hier geht es darum, das richtige Maß zu finden. Selbstverständlich gehören Obst, Salat und Rohkost auf den sommerlichen Speiseplan. Aber sie sollten nicht die gekochte Hauptmahlzeit ersetzen, sondern garnieren. Ideale und schmackhafte Kombinationen, die den Verdauungstrakt nicht ausschließlich mit Kaltem traktieren, sind Salate mit gekochten oder erwärmenden Zutaten, beispielsweise gebratenen Pilzen oder gerösteten Walnüssen. Auch Salate aus gekochten Gemüsen sind köstlich erfrischende Sommergerichte. Desgleichen Kompotte und Grützen, die – warm oder kalt gegessen – die Körpersäfte ergänzen, den Durst löschen und insbesondere bei Kindern das Bedürfnis nach Süßem befriedigen. Das obligatorische tägliche Eis bei vielen Kindern ist verantwortlich für Energiemangel, Abwehrschwäche und Konzentrationsschwierigkeiten. Selbst eine noch so gute Ernährung kann Gewohnheiten, wie täglich eisgekühlte Limo oder Eis zu sich zu nehmen, nicht ausgleichen.

Kühlung und Ergänzung der Körpersäfte werden im Sommer erreicht, wenn *erfrischende* gekochte und rohe Zutaten zuungunsten der warmen überwiegen. Kleine Mengen *kalter* Nahrungsmittel bilden die Garnitur. Heiße, scharfe Gewürze und gegrilltes Fleisch sind allerdings mit Vorsicht zu genießen, weil ein Überangebot an heißer Nahrung den Organismus im Sommer schnell überhitzt, besonders bei Menschen mit einer Neigung zu Yang-Fülle.

Das Yinisieren ist eine Methode, Gerichten im Sommer eine erfrischende Komponente hinzuzufügen. Gerade beim Grillen von Fleischgerichten ist es nötig, den Yang-Überschuss durch yinisierende (erfrischende und kalte) rohe oder gekochte Zutaten wie Gemüse, Sprossen, Champignons, Salat, Tomaten, Gurken, Zitronensaft oder Joghurt auszugleichen. Für Menschen, die sich aufgrund ihrer heißen Konstitution eigentlich keine heißen Fleischgerichte leisten dürften, sich aber hin und wieder eine Ausnahme gönnen möchten, ist dies eine akzeptable Möglichkeit. Die erwärmende, Yang-stärkende Wirkung des Fleisches wird dadurch zwar nicht direkt aufgehoben, aber erfrischende Zutaten sorgen für eine Stärkung der Yin-Wurzel, der Säfte im Körper, sodass der Organismus den Ausgleich selbst vornehmen kann.

Die Fünf Elemente

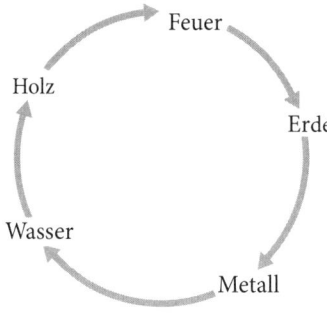

Der »Fütterungszyklus«:
Holz ernährt Feuer,
Feuer füttert Erde,
Erde bringt Metall hervor,
Metall füttert Wasser,
Wasser ernährt Holz.

Die Fünf Elemente, auf die sich die chinesische Ernährungslehre stützt, bilden ein Analogiesystem, ähnlich dem der Vier Elemente in der westlichen Alchemie oder Astrologie. Jahreszeiten, Emotionen, Körperorgane – im Grunde genommen alle Phänomene des Universums – werden einem der Fünf Elemente, also Holz, Feuer, Erde, Metall und Wasser, aufgrund ihres gemeinsamen Charakters, ihrer Analogie zugeteilt. So auch die fünf Geschmacksrichtungen sauer, bitter, süß, scharf und salzig. Aufgrund der analogen Entsprechung zwischen Geschmacksrichtungen und Organen kann die chinesische Ernährungslehre detaillierte Aussagen darüber machen, wie die Nahrung auf den Organismus wirkt, wie sie therapeutisch oder prophylaktisch eingesetzt werden kann und welche Nahrungsmittel gemieden werden müssen. Die Wirkung der Nahrung auf den Organismus ist ein Aspekt der Fünf Elemente, der in der chinesischen Tradition schon früh von Ärzten und Heilern erforscht und beleuchtet wurde. Die Anwendungsmöglichkeit der Fünf Elemente geht jedoch weit darüber hinaus.

Fünf Elemente	Holz	Feuer	Erde	Metall	Wasser
Jahreszeit	Frühling	Sommer	Spätsommer	Herbst	Winter
Klima	Wind	Hitze	Feuchtigkeit	Trockenheit	Kälte
Farbe	grün	rot	gelb	weiß	schwarz
Yin-Organ	Leber	Herz	Milz	Lunge	Nieren
Yang-Organ	Gallenblase	Dünndarm	Magen	Dickdarm	Blase
Sinn	Sehen	Sprechen	Schmecken	Riechen	Hören
Geschmack	sauer	bitter	süß	scharf	salzig
Emotion und Geisteshaltung	Zorn Großzügigkeit Toleranz	Freude Intelligenz Intuition	Vernunft Stabilität Grübeln	Traurigkeit Vertrauen Gerechtigkeit	Angst Mut Bescheidenheit
Lebensabschnitt	Kindheit	Jugendlicher	Erwachsener	Reifes Alter	Alter

Die Verbindung zwischen inneren Organen und Psyche

Während in der westlichen Hemisphäre darüber diskutiert wurde, ob Frauen eine Seele haben und um wie viel kleiner das weibliche Gehirn gegenüber dem männlichen sei, benutzte man in China bereits seit Jahrtausenden das Fünf-Elemente-System, um die Verknüpfung zwischen Körper und Psyche/Geist zu entschlüsseln. Auf der Basis ganzheitlichen Denkens kam man so zu dem weisen Schluss – auf den wir im Westen immer noch warten –, dass neben dem Einfluss bestimmter Emotionen auf bestimmte Körperorgane auch das Umgekehrte geschieht, nämlich dass bestimmte Organerkrankungen ganz bestimmte Emotionen nach sich ziehen.

Aufgrund der Analogie zwischen Emotionen beziehungsweise geistigen Konzepten und Organen kann man deutlich sehen, wie

* *übermäßiger Zorn* oder *Ärger* der *Leber* schadet, Kreativität und Großzügigkeit sie dagegen stärken.

In der gleichen Weise stärken beziehungsweise schwächen bestimmte Emotionen alle weiteren Organe.

* *Anhaltende Traurigkeit* schwächt die *Lunge*, Zuversicht und Optimismus geben ihr Kraft.
* Starke *Begierde* und *Zeitdruck* reizen das *Herz*, geistige Offenheit und Gelassenheit schenken ihm Ruhe.
* *Grübeln* und *Sorgen* schwächen die *Milz*, Achtsamkeit und für andere da sein unterstützen ihre Funktionen.
* *Angst* lähmt die *Nieren* und raubt Lebenskraft; Mut und liebevolle Beziehungen aktivieren sie und steigern die Vitalität.

Die umgekehrte Reaktionskette sieht dann folgendermaßen aus:

* Ein Mensch mit Yang-Fülle (Hitze) der *Leber* aufgrund von Alkoholmissbrauch oder übermäßigem Verzehr von Schweinefleisch neigt zu offener oder unterdrückter *Aggression*. In ähnlicher Weise können Knoblauch, scharfe Gewürze und zu viel Speisesalz bei Kindern aggressive Tendenzen fördern.
* *Herzhitze*, ausgelöst durch zu viel Kaffee, führt subjektiv erlebt zu *Zeitdruck* und *innerer Unruhe*.

- Menschen mit Qi-Mangel der *Milz* durch zu viel Zucker und Milchprodukte neigen dazu, zu *grübeln* und sich *Sorgen* zu machen. Kinder mit der gleichen energetischen Situation neigen verstärkt zu emotionaler Instabilität.
- *Lungen-Qi-Mangel* löst *Traurigkeit* aus.
- Menschen mit *schwachen Nieren* tendieren zu *Überängstlichkeit.*

Da bei uns im Westen das Wissen über die Rückwirkung energetisch-organischer Leiden auf die Psyche noch relativ wenig verbreitet ist, hat auch die daraus resultierende Schlussfolgerung, dass Nahrung die Psyche und den Geist beeinflusst, noch wenig Beachtung gefunden. Da wir es bei der chinesischen Medizin und Ernährungslehre mit einer Erfahrungswissenschaft und nicht mit einer beweisführenden Schulwissenschaft zu tun haben, rate ich Ihnen, unsere Ernährungsempfehlungen auszuprobieren, um an Ihrem Wohlbefinden und der guten Laune Ihrer Kinder festzustellen, dass die Fünf-Elemente-Lehre wirkt.

DIE FÜNF GESCHMACKSRICHTUNGEN

Sich nach den Fünf Elementen zu ernähren bedeutet, die Nahrungsmittel gemäß der persönlichen Konstitution oder den Jahreszeiten entsprechend auszuwählen, und zwar mit dem Ziel, dem Organismus das ganze Jahr über ausreichend Energie und Säfte zur Verfügung zu stellen, damit er seinen Anlagen gemäß funktionieren kann. Dieses Prinzip wird durch die Auswahl der Nahrungsmittel aufgrund ihres Geschmacks ergänzt.

Die Kombination von verschiedenen Nahrungsmitteln in einem Gericht, das *alle fünf* Geschmacksrichtungen aufweist, garantiert, dass alle Organe energetisch ausgewogen versorgt werden. Das hört sich komplizierter an, als es in der Praxis aussieht. Im Grunde geht es ganz einfach darum, einem Gericht, das vielleicht nur Nahrungsmittel aus zwei oder drei Elementen enthält, eine kleine Menge Gewürze oder Kräuter aus den fehlenden Elementen hinzuzufügen, um es energetisch abzurunden. Die Erfahrung zeigt, dass Gerichte, die auf diese Weise phantasievoll ergänzt werden, immer auch besser schmecken. (In unserem »Fünf Elemente Kochbuch« im Joy Verlag finden Sie viele Rezepte und praktische Tipps zu dieser Kochmethode.) Die Nahrungsmittelliste im Anhang dieses Buches ist dazu gedacht, in der Küche aufgehängt zu werden, damit Sie beim Kochen schnell einmal einen Blick darauf werfen können, wenn Sie eine Zutat für ein bestimmtes Element brauchen.

Die Ausnahme der Regel, dass ein Gericht möglichst alle fünf Geschmacksrichtungen enthalten soll, bildet das Erdelement. Ein Gericht kann nur aus süßen Erd-Nahrungsmitteln – Getreide, Gemüse, süßes Obst – bestehen, ohne dass es den Organismus ins Ungleichgewicht bringt. Das gilt nicht für die anderen Geschmacksrichtungen. Stellen Sie sich vor, einen Tag lang nur scharfe oder bittere Nahrungsmittel zu essen! Der Appetit würde Ihnen sicher bald vergehen. Nicht so bei Nahrungsmitteln aus dem Erdelement. Denken Sie nur an ein typisch deutsches Gericht wie Rinderbraten, Kartoffeln und grüne Bohnen: Die Hauptzutaten, abgesehen von den Gewürzen, sind alle aus dem Erdelement. Der Grund dafür, dass Erde diese Sonderstellung einnimmt: Süße Nahrung harmonisiert, baut Qi auf und ist für Kinder am besten. Mehr darüber erfahren Sie bei der nachfolgenden Besprechung der einzelnen Geschmacksrichtungen und in den Kapiteln über Kinderernährung.

Holzelement – saurer Geschmack

Weitere Zuordnungen: Leber, Gallenblase, Frühling, Wind, grüne Farbe.

Dem Holzelement werden einerseits Nahrungsmittel zugeordnet, die einen sauren Geschmack aufweisen; andererseits aber auch einige, die eine spezifische Wirkung auf die Organe Leber/Gallenblase haben. Hierzu gehören die Getreidesorten Dinkel, Grünkern, Weizen und Hühnerfleisch. Aufgrund ihres süßen Geschmacks und ihrer Qi-aufbauenden Wirkung gehören im Grunde genommen alle Getreide- und Fleischsorten zum Erdelement. Einige haben jedoch zusätzlich eine spezielle Wirkung auf die Organe eines anderen Elementes. Um diese Wirkung zu verdeutlichen, werden diese Getreide- und Fleischsorten in der Nahrungsmittelliste in eben jenem weiteren Element aufgeführt. Alle grünen Nahrungsmittel, etwa grüne Gemüse, haben ebenfalls aufgrund ihrer Farbe einen Holzanteil. Sie werden jedoch anhand ihres Geschmacks zugeordnet, da der Geschmack das wichtigste Kriterium für die Zuordnung zu den Elementen darstellt. Der saure Geschmack wirkt: *zusammenziehend*. Dadurch bewahrt er die Körpersäfte. Diese Wirkung kann im Sommer, etwa beim Sport oder beim Herumtollen der Kinder, in Form von saurem Obst oder Früchtetees genutzt werden, um übermäßiges Schwitzen und Säfteverlust zu vermeiden. *Sauer bewegt die Körperenergie nach unten.* Im Gegensatz dazu kommt es bei Hitzezuständen wie Gereiztheit, Zornausbrüchen, innerer Unruhe und Schlafstörungen zu aufsteigender Energie. In diesen Fällen helfen sauer-erfrischende Nahrungsmittel, den Organismus zu kühlen und die Energie wieder in die richtige Richtung nach unten zu lenken.

Das typische Bedürfnis einer schwangeren Frau nach etwas Saurem hat den gleichen Ursprung. Bei einer gesunden Frau nimmt die Yang-Energie in der Schwangerschaft zu, die Körperenergie steigt nach oben und bewirkt ihr rosiges, strahlendes Aussehen. Diese Maßnahme ist sozusagen ein Schutz der Natur, da aus Yang-Qi die Abwehrenergie hervorgeht. Und da die meisten sauren Nahrungsmittel – Obst und Sauermilchprodukte – erfrischender Natur sind, zeigt der Organismus an, dass dieser Geschmack erwünscht ist, um dem Yang-Überschuss und dem zunehmenden Wärmeempfinden entgegenzuwirken. Die legendäre Essig-Gurke kann diesen Effekt allerdings nicht erzielen. Essig bewirkt zwar, wie alle sauren Nahrungsmittel, ein Absteigen der Energie, aber aufgrund seiner warmen thermischen Wirkung kann das teilweise unangenehme Wärmeempfinden nicht reduziert werden. Einen wirkungsvollen Ausgleich zu innerer Hitze bieten dagegen sauer-erfrischendes Obst, Kompotte, milde Früchtetees, Salate und gedünstetes Gemüse. Da übermäßiges Trinken wegen der Gefahr von Wasseransammlungen in der Schwangerschaft nicht angesagt ist, ist es sinnvoll, den Säftehaushalt durch erfrischende, gekochte und rohe Nahrung und kleine Mengen Sauermilchprodukte zu stärken.

Feuerelement – bitterer Geschmack

Weitere Zuordnungen: Herz, Dünndarm, Sommer, Hitze, rote Farbe.
Der bittere Geschmack wirkt:

austrocknend. Demzufolge beugen alle ausgesprochen bitter schmeckenden Nahrungsmittel wie Oregano, Thymian, Bockshornkleesamen und Rosmarin Wasseransammlungen vor. Beim Verzehr von bitteren Genussmitteln wie Kaffee, Schwarztee, grünem Tee, Rotwein und Zigaretten macht sich die austrocknende Wirkung zumeist negativ bemerkbar durch trockene Haut und Faltenbildung oder Nervosität und Schlafstörungen. Da diese *Fitmacher* die Säfte des Herzens und das Blut erschöpfen, wird auf ungesunde Weise die Yang-Energie des Herzens und somit die geistige Aktivität erhöht. Im Grunde genommen ist dies jedoch eine unechte Aktivität, die auf einer Leere der Yin-Wurzel des Herzens beruht. In der Schwangerschaft ist das Kind auf die Blutzufuhr der Mutter angewiesen. Es empfiehlt sich, diese nicht durch den Genuss von Kaffee, Schwarztee, Rotwein oder Zigaretten zu schmälern. Die aufputschende Wirkung überträgt sich ebenfalls auf das ungeborene Kind, was nicht gerade zu seinem Wohlbefinden beiträgt. Unruhe, die in der Schwangerschaft auf das Kind übergegangen ist, äußert sich nach der Geburt in Schlafstörungen. Da der Organismus Schlaf braucht, um Yin aufzubauen, und die Mutter durch die Geburt ohnehin Blut und Säfte verloren hat, wirken sich die nächtlichen Störungen für Mutter und Kind gleichermaßen Yin-schwächend aus. Dieser Kreislauf kann zum Teufelskreis werden, bis schließlich Mutter und Kind totale Nervenbündel sind.

Bitter bewegt die Körperenergie nach unten. Bitter-erfrischende Nahrungsmittel wie Endivien, Chicorée, Radicchio, Löwenzahn, rote Beete und Pampelmuse fallen nicht in die Kategorie der ungesund austrocknenden Nahrungsmittel. Im Gegenteil, sie beugen innerer Unruhe und aufsteigendem Yang vor, indem sie die Energie nach unten leiten. Dadurch wirken sie bei Stress, intellektueller Belastung und Nervosität ausgleichend. Das Gleiche gilt für alle grünen und roten Blattsalate.

Erdelement – süßer Geschmack

Weitere Zuordnungen: Milz, Magen, Spätsommer, Feuchtigkeit, gelbe Farbe.

Der süße Geschmack wirkt:

Qi-aufbauend. Diese Wirkung wurde bereits den neutralen Nahrungsmitteln zugesprochen; die Kombination süß-neutral ist also ganz besonders geeignet, den Energiebedarf des Organismus zu decken. Diese Klassifizierung trifft auf alle Getreidesorten zu. Getreide ist somit ein idealer Energielieferant. (Wie bereits erwähnt, werden die meisten Getreide aufgrund ihrer leicht erfrischenden oder warmen Tendenz oder ihrer Wirkung auf andere Organe in der Nahrungsmittelliste so klassifiziert, dass diese Feinheiten deutlich werden.) Die neutrale Komponente beim Getreide sorgt außerdem dafür, dass Ungleichgewichtszustände bereits in ihren Anfängen behoben werden. Die süße Komponente bewirkt zusätzlich, dass alle Organe *ausgewogen* mit Energie versorgt werden.

Da Kinder sich im Wachstum befinden und ausgesprochen viel Energie benötigen, sind Verlangen nach Süßem bei Kindern völlig natürlich, denn der Körper verlangt, was er braucht. Wenn Kindern dann statt süßem Gemüse, Getreide oder Früchten weißer Zucker oder große Mengen Honig und Vollrohrzucker verabreicht werden, ist das nicht im Sinne des eigentlichen Bedürfnisses. Denn weißer Zucker zerstört aufgrund seiner denaturierten Form und seiner abkühlenden Wirkung das Qi der Milz – ganz im Sinn der Süßwarenindustrie, denn je schwächer die Milz, desto stärker das Verlangen nach Süßem!

Heißhunger auf Süßes bei Erwachsenen und schwangeren Frauen sind deshalb ein eindeutiges Zeichen für den besagten Qi-Mangel. Aufgrund ihrer Bedeutung für Kinder und in der Schwangerschaft werden wir auf die wichtige Energiegewinnungsfunktion der Milz im weiteren Verlauf noch häufig eingehen.

Für den gesunden Energieaufbau bei Kindern, Erwachsenen und schwangeren Frauen bieten sich alle Getreidesorten, insbesondere Hirse, Hafer, Reis und Süßreis (spezielle Reissorte) an, außerdem alle süß-neutralen und süß-warmen Gemüse: Karotte, Kohl, Fenchel,

Kürbis, Kastanie, Süßkartoffel, grüne Bohnen und Hülsenfrüchte. Ein vorzüglicher Energiespender ist außerdem, wie unsere Großmütter noch wussten, lang gekochte Rindfleischsuppe.

Süß befeuchtet. Diese Wirkung wird auf positive Weise zum Aufbau von Körpersäften durch alle süßen Gemüse, Früchte, kleine Mengen natürlicher Süßmittel und Milchprodukte erzielt. Des Guten zu viel tun alle Menschen, die übermäßig viel Milchprodukte und Süßmittel zu sich nehmen. Denn dies dankt der Organismus mit Wasseransammlungen und diätresistentem Übergewicht. Gegen Übergewicht ist häufig deshalb nichts auszurichten, weil Wasseransammlungen, einhergehend mit Fettdepots, die Yang-Energie des Körpers ersticken, sodass keine Verbrennung mehr stattfindet und folglich auch keine Gewichtsreduktion. Um ein Gefühl dafür zu entwickeln, wie viel Milchprodukte tatsächlich täglich gegessen werden, empfiehlt es sich, eine Woche lang völlig darauf zu verzichten. Sie werden sich einerseits wundern, wie viel Käse, Sahne, Quark, Joghurt und mit Käse Überbackenes Sie bisher gegessen haben, andererseits werden Sie sich über die Ausschwemmung von überschüssigem Wasser und die damit verbundene Leichtigkeit Ihres Körpers sicherlich freuen.

Nach der Entbindung empfiehlt es sich, mit einer forcierten Gewichtsreduktion bis nach dem Abstillen zu warten. Zum einen verschwinden die Pfunde meist von ganz allein, wenn die Ernährung ausgewogen ist, zum anderen sind in Fettdepots immer Giftstoffe abgelagert, die bei Abbau während des Stillens in die Muttermilch gelangen.

Süß entspannt und harmonisiert. Süß erdet und hilft bei Stress, der die Energien nach oben bewegt, wieder auf den Boden zu kommen. Da sich Kinder im Wachstum befinden und die Energien manchmal zu rasch nach oben schießen, ist dies ein weiterer Grund für ihr Verlangen nach Süßem, das idealerweise durch die milde Süße von Gemüse und Getreide, durch Trockenfrüchte und Nüsse befriedigt werden kann. Wer zu viel sehr süße Nahrung und Getränke zu sich nimmt, fühlt sich schwer, dumpf, und geistige Prozesse werden verlangsamt. Aus Entspannung wird Zerstreutheit und Konzentrationsmangel, wenn Süßgelüste bei Schulkindern mit zu süßen Speisen und Süßigkeiten gestillt werden. Das beste Gegenmittel dafür besteht darin, zum Beispiel reichlich Hirse, Mais oder andere Getreidesorten mit Früchten, Trockenobst und Nüssen auf den Tisch zu bringen. Kinder, die an die milde Süße dieser Gerichte von klein auf gewöhnt sind, entwickeln wesentlich weniger Verlangen nach Süßigkeiten als Kinder, die mit liebloser Fertignahrung oder Schokolade *beruhigt* werden.

Metallelement – scharfer Geschmack

Weitere Zuordnungen: Lunge, Dickdarm, Herbst, Trockenheit, weiße Farbe.

Der scharfe Geschmack wirkt:

zerstreuend. Dies trifft auf die meisten ausgesprochen scharf schmeckenden Nahrungsmittel zu, von denen fast alle thermisch warme und heiße Gewürze sind. Die zerstreuende Wirkung durch Gewürze oder Alkohol wird beim Kochen genutzt, um Blockaden durch innere oder äußere Kälte aufzulösen. Innere Kälte, wie sie im Zusammenhang mit den Nieren näher erläutert wird, geht mit Erschöpfung, starken Kälteempfindungen und extrem kalten Füßen einher. Thermisch warme Nahrungsmittel – und hier besonders solche mit scharfem Geschmack – helfen kurzfristig und auf Dauer, diese innere Kälte zu beseitigen und dadurch entstandene Energiestagnationen aufzulösen.

Von außen eingedrungene bioklimatische Kälte blockiert die Körperoberfläche, sodass eine Erkältung nur dann aus dem Körper vertrieben werden kann, wenn die Hautporen durch schweißtreibende Mittel geöffnet werden. Dies geschieht durch den scharf-warmen oder scharf-heißen Geschmack – am besten in Form von Ingwertee. Einen Esslöffel frische Ingwerscheiben mit zwei Tassen Wasser zwanzig Minuten köcheln. Dieser Sud, zu Beginn einer Erkältung getrunken, vertreibt die Kälte aus dem Körper.

Die zerstreuende Wirkung von scharf-warmen/heißen Gewürzen und Alkohol führt, im Übermaß genossen, zu einer Auflösung der Körperenergie. Schweißausbrüche bei einem indischen Essen oder

Katergefühle nach einem langen Abend beruhen auf der nach oben und nach außen gerichteten Energiebewegung, die der scharf-warme Geschmack auslöst. In Maßen werden deshalb scharfe Gewürze und Alkohol beim Kochen verwendet, um durch Qi-Mangel abgesunkene Energie wieder in Bewegung und nach oben zu bringen.

Scharfe Gewürze und hochprozentiger Alkohol sind sehr extrem – um nicht zu sagen aggressiv – im Geschmack. Sie können leicht einen Yang-Überschuss und ein Nach-oben-Schießen der Yang-Energie im Körper bewirken. Deshalb reagieren manche Menschen auf Alkohol und sogar Knoblauch aggressiv. Aus besagten Gründen sollten die entsprechenden Nahrungsmittel in der Schwangerschaft, in der Stillzeit und bei Kindern vermieden werden.

Wasserelement – salziger Geschmack

Weitere Zuordnungen: Nieren, Blase, Winter, Kälte, schwarze Farbe.

Der salzige Geschmack wirkt:

aufweichend. Diese Wirkung bezieht sich auf die Yin-aufbauende Qualität von mineralhaltigen Nahrungsmitteln wie Algen und von *kleinen Mengen* unraffiniertem Salz. Da minderwertiges Kochsalz heutzutage üblicherweise in großen Mengen in vielen Nahrungsmitteln wie Käse, Brot und Wurst enthalten ist, kommt meist die gegenteilige Wirkung von Salz in Form von Austrocknung zum Tragen. Zu viel Salz bewirkt, dass den Organen und Blutgefäßen Säfte entzogen werden, die dann im Gewebe abgelagert zu Wasseransammlungen führen. Aufgrund der starken Beanspruchung der Nieren bei werdenden Müttern kommt es häufig zu solchen Wasseransammlungen. Sie werden vermieden, wenn statt Kochsalz unraffiniertes Himalaja- oder Steinsalz sparsam verwendet wird und Säfte in Form von gedünstetem Gemüse und Obst zugeführt werden. Der Verzehr von erfrischenden Nahrungsmitteln lindert den Durst, sodass auf diese Weise übermäßiges Trinken in der Schwangerschaft – was ebenfalls zu Wassereinlagerungen führt – vermieden werden kann. Mineralwasser ist aufgrund seines hohen Mineraliengehalts stark abkühlend und leider auch meistens sehr salzig, sodass es im

Grunde genommen ständigen Durst erzeugt. Die chinesische Medizin geht – im Gegensatz zur westlichen Schulmedizin – davon aus, dass übermäßiges Trinken die Nieren belastet. Es ist wesentlich gesünder, Säfte in Form von erfrischenden Gemüsen und Obst zuzuführen, bei gleichzeitiger Reduktion von Kochsalz. Thermisch gesehen ist Mineralwasser zu kalt, um in großen Mengen getrunken zu werden. Gefiltertes Leitungswasser ist eine geeignete Alternative. Meeresfrüchte und Fisch werden aufgrund ihrer Meridianwirkung auf Nieren und Blase ebenfalls dem Wasserelement zugeordnet. Sie sind hervorragend geeignet, die Yin- und Yang-Wurzel der Nieren gleichermaßen zu tonisieren, das heißt, Säfte aufzubauen und das Nieren-Qi zu stärken. Das Gleiche gilt für Hülsenfrüchte, insbesondere wenn sie zusammen mit kleinen Mengen Algen gekocht werden. Dank ihres hohen Eiweißgehaltes sind sie in der vegetarischen Küche Asiens in jedem Gericht fester Bestandteil.

Anleitung zum Kochen im Zyklus der Fünf Elemente

Neben dem Beachten der thermischen Wirkung und der Verwendung von Nahrungsmitteln, die in einem Gericht alle fünf Geschmacksrichtungen aufweisen, kennt die taoistische Kochkunst noch eine besondere Variante, um Bekömmlichkeit und energetische Qualität aller Gerichte zu erhöhen: *das Kochen im Zyklus der Fünf Elemente*. Bei dieser energetisch hochwirksamen Form des Kochens werden die Zutaten in der Reihenfolge des sogenannten Fütterungszyklus – Holz, Feuer, Erde, Metall und Wasser – in den Kochtopf gegeben. Die Einhaltung des Zyklus bei der Zubereitung prägt die energetische Schwingung der Speise. Sie ist die grobstoffliche Nachahmung dessen, was im Organismus auf feinstofflicher Ebene geschieht. Dort werden nämlich die Organe in der Reihenfolge des Fütterungszyklus energetisch versorgt. Die positive Wirkung einer im Zyklus gekochten Speise ist leicht an ihrer hervorragenden Bekömmlichkeit und ihrem abgerundeten Geschmack zu erkennen. Viele unserer Kursteilnehmer, die bei uns diese Kochmethode gelernt haben und anwenden, bestätigen immer wieder: Ein Gericht, das im Zyklus gekocht wurde, schmeckt immer.

Dass diese Art des Kochens keineswegs kompliziert sein muss, können Sie anhand der folgenden einfachen Regeln feststellen:

- Alle Zutaten werden in der Reihenfolge des Fütterungszyklus in den Kochtopf gegeben. Mit welchem Element man beginnt, hängt von der Zubereitungsmethode ab: Mit einer heißen Pfanne im Feuerelement, in die man dann Öl (Erde) hineingibt, mit kaltem Wasser im Wasserelement oder – bitte beachten! – mit heißem Wasser im Feuerelement, wenn das Nahrungsmittel in heißem Wasser aufgesetzt werden soll.
- Man gibt nun die Zutaten in der richtigen Reihenfolge dazu, wobei man zwischen jedem Element ein paarmal umrührt. Zwiebeln, die ursprünglich scharf sind, bilden eine Ausnahme. Wenn sie gebraten werden, bis sie goldgelb sind, verlieren sie ihren scharfen Geschmack und wandern zurück ins Erdelement. Folglich muss man, um das Metallelement nicht zu überspringen, nochmals etwas Scharfes zufügen, bevor man im Wasserelement weitermacht.
- In einem Element können mehrere Zutaten des gleichen Geschmacks direkt hintereinander dazugegeben werden.
- Man geht mindestens einmal durch den Zyklus, ohne ein Element zu überspringen. Je öfter man im Kreis geht, umso energetisch hochwertiger wird die Speise.
- Um nachzuwürzen, muss man so lange im Kreis gehen und winzig kleine Mengen des jeweiligen Geschmacks zufügen, bis man in dem Element angekommen ist, in dem man nachwürzen möchte. Ist man beispielsweise im Erdelement und merkt, dass Salz fehlt, muss man eine winzige Prise Pfeffer (M) dazugeben, bevor nachgesalzen werden kann.
- Bei dieser Methode ist es natürlich nicht möglich, Gewürzmischungen zu verwenden, da diese ja aus verschiedenen Geschmacksrichtungen zusammengesetzt sind. Im Gegensatz zu dem im Grunde genommen recht langweiligen Kochen mit Gewürzmischungen oder Kräutersalz ist das Kochen im Zyklus sehr kreativ. Man wird sozusagen gezwungen, Zutaten zu verwenden, die man sonst nicht verwendet hätte, um kein Element zu überspringen. Dadurch bekommen viele Gerichte eine neue Variante.
- Einfache Speisen wie Getreide, Kartoffeln oder Gemüse, die man

wegen ihres Eigengeschmacks naturbelassen möchte, müssen natürlich nicht in den Zyklus gezwungen werden, indem man zusätzlich Gewürze verwendet. Diese mild schmeckenden Nahrungsmittel unterliegen ohnehin der Gesetzmäßigkeit des Erdelementes, wodurch sie harmonisierend und energieaufbauend wirken.

• Die Organe des Elementes, in dem man den Kochzyklus beendet, bekommen die meiste Energie. Will man also die Milz stärken, geht man so lange durch den Zyklus, bis man im Erdelement angekommen ist, und gibt als letzte Zutat etwas Süßes oder etwas Fett dazu. Um im Zyklus zu kochen, muss man natürlich wissen, in welches Element die Zutaten gehören. Deshalb empfiehlt es sich, das beiliegende Nahrungsmittelposter in die Küche zu hängen. Man kann auch die eigenen Rezepte in der Reihenfolge des Zyklus umschreiben oder kleine bunte Punkte in den Elementefarben auf die Gewürzgläser kleben. (Siehe auch »Das Fünf Elemente Kochbuch« mit 150 Rezepten im Zyklus, Joy Verlag.)

In den nachfolgenden Kapiteln über Schwangerschaft und Kinderernährung finden Sie ebenfalls Gerichte in der richtigen Reihenfolge, die Sie gut nachkochen können.

Selbst wenn Sie sich die zusätzliche Beachtung der Reihenfolge nicht zumuten wollen, gehören Ihre Gerichte dennoch in den Bereich höchster Güte, indem Sie alle fünf Geschmacksrichtungen in einem Gericht kombinieren und die thermische Wirkung der Nahrungsmittel beachten.

DIE ENTWICKLUNG DES MENSCHEN ANHAND DER FÜNF WANDLUNGSPHASEN

Zum Abschluss der Erläuterungen über die Fünf Elemente möchten wir Ihnen noch eine Analogiekette zu den Entwicklungsphasen des Menschen im Zyklus der Fünf Elemente mitgeben. Die jeder Entwicklung innewohnende Gesetzmäßigkeit der fünf Wandlungsphasen, wie die Fünf Elemente auch genannt werden, soll am Werdegang des Menschen verdeutlicht werden, um das Potenzial und die Qualität der einzelnen Altersstufen besser zu verstehen.

Mit der Geburt im Holzelement beginnt der Mensch seine Wanderung durch den Zyklus. Seine stoffliche Manifestation endet im Wasserelement mit dem Tod. Aus der Sicht der Taoisten und Buddhisten ergreift das feinstoffliche himmlische Bewusstsein (Yang) des Menschen nach dem Tod erneut Besitz von einem Körper (Yin) und setzt seinen Werdegang durch die Elemente – wiederum beginnend im Holz – wie seit ewigen Zeiten weiter fort.

Das Holzelement ist das kleine Yang des Frühlings. Hohe Dynamik, Beweglichkeit und schnelles Wachstum zeichnen alles Leben aus, das sich in der Phase des Holzelements befindet: frische Triebe, Sprossen, junge Tiere und kleine Kinder. Das Holzelement hasst Druck. Einengung und Maßregelung sind für Säuglinge und kleine Kinder genauso wachstums- und entwicklungshemmend wie zu frühes Beschneiden junger Bäume. Vergisst man jedoch zum späteren rechten Zeitpunkt das Beschneiden, schießen sie ins Kraut, es wird nichts Rechtes aus ihnen, und sie tragen keine Früchte.

Auf der Ebene der elterlichen Beziehung befinden sich Eltern in dieser Phase im Wasserelement, denn Wasser ist die Mutter von Holz im Fütterungszyklus, das heißt im Entwicklungszyklus des Menschen. Wasser nährt Holz, denn Leben ist abhängig von der lebensspendenden Energie des Wassers. Kinder sind abhängig von der Lebensfähigkeit, dem Mut, der Willenskraft, der Weisheit und Disziplin ihrer Eltern. Von all jenen Eigenschaften also, die Eltern sowie allen Erwachsenen aufgrund des geistigen Aspektes des Wasserelementes als Potenzial innewohnen. Falsche Lebenskonzepte und psychisch-geistige Vernachlässigung verzerren dieses Potenzial: Statt Mut zeigt sich Angst, statt Willenskraft strenge Autorität, statt Disziplin steife Regeln oder Nachlässigkeit, statt reflektiertem Denken enge Weltanschauungen oder innere Ziellosigkeit, die sich einzig an Gesellschaftsnormen orientiert.

Wasser wirkt unaufhörlich sanft, ohne Härte. Beharrlichkeit und Konsequenz in der eigenen Lebensführung machen harte Maßnahmen überflüssig. Zucht und Ordnung hemmen Wachstum, Entwicklung,

Ausprägung der eigenen Identität, Kreativität, Fantasie, Großzügigkeit und Träume. Sie zerstören den Lebensplan des Kindes. Sie zwingen es, seine ureigensten Eigenschaften zu verbergen, seine Wünsche zu verdrängen, seine Identität zu verleugnen; sich einer Norm anzupassen, die gut heißt, was gut ankommt und materiellen Erfolg verspricht – Anpassung an die elterlichen Werte, aber nicht an die des Kindes.

Unterdrückte Aggression aufgrund von zu großer Einengung der persönlichen Entwicklung des Kindes ist der Boden, auf dem sich psychische und körperliche Probleme, die mit Stagnation einhergehen, entwickeln. Geschwulste und Atemwegserkrankungen finden häufig hier ihre Wurzeln. Auch offene Aggression ist im Grunde genommen nichts anderes als Rebellion des Kindes gegen Einengung, gegen aufgepfropfte Werte und Meinungen, die seinem Wesen nicht entsprechen.

Dem Extrem der streng autoritären Erziehung wurde von der Hippie-Generation der sechziger Jahre das andere Extrem der antiautoritären Erziehung gegenübergestellt. Hier wurde übersehen, dass Kinder auf die richtungsweisende Willenskraft der Eltern angewiesen sind und diese ihnen bestens bekommt, wenn sie auf Wohlwollen und nicht auf Willkür beruht. Werden Kindern keine Grenzen gesetzt, schießen sie ständig über das Ziel hinaus. Sie entwickeln kein Gefühl für das rechte Maß und den eigenen Wert. Sie sind orientierungslos, und oft haben sie nichts Rechtes gelernt, weil sie tun konnten, wozu sie Lust hatten. Und welches Kind geht schon mit Begeisterung in die Schule?

Wie so oft geht es auch im Umgang mit Kindern darum, die goldene Mitte zwischen Einengung und Orientierungslosigkeit zu finden. Eine interessante Stellung nehmen in diesem Zusammenhang die Großeltern ein. Sie befinden sich im Verhältnis zum Kind im Metallelement. Das Metallelement übt eine kontrollierende Funktion auf das Holzelement aus, in unserem Beispiel auf das Kind. Das heißt, dass Kinder vernünftige, sinnvolle Maßregelung von Seiten der Großeltern viel leichter annehmen und verkraften als von Seiten der Eltern, die ja für sie in ihrer Rolle als Lebensspender in erster Linie Geborgenheit und Liebe repräsentieren. Aus der Sicht der Chinesen steht Alter für Lebenserfahrung, Bescheidenheit und Gelassenheit. Die Wertschätzung alten Menschen gegenüber drückt sich in dem chinesischen Sprichwort aus: »Eine Familie, die eine Großmutter oder einen Großvater hat, beherbergt einen Diamanten.« Wenn sich Großeltern der liebevollen Kontrolle, die sie naturgemäß auf ihre Enkel ausüben können, bewusst werden und daraus Achtung und Anerkennung gewinnen, haben sie es nicht mehr nötig, ihren Stellenwert durch maßloses Verwöhnen und Verteilen von Süßigkeiten zu erhöhen.

Das Feuerelement ist das große Yang des Sommers. Neugierde, Forscherdrang, Wissensdurst, das Ausbilden intellektueller Fähigkeiten und geistiger Interessen zeigen an, dass sich der Mensch in der Phase des Feuerelementes befindet beziehungsweise sich die Qualitäten des Feuers bewahrt hat. Die allerersten Anfänge des im Kind erwachenden Feuers fallen zusammen mit den vielen Wie- und Warum-Fragen. Die eigentliche Feuerphase beginnt aber erst in der Zeit des Übergangs vom Kind zum Jugendlichen. Ein Kind, das sich in seiner Holzphase gemäß seinem Potenzial entfalten durfte, wird als Jugendlicher beginnen, ein ihm gemäßes geistiges Leben zu entwickeln. Ob sich die Interessen hierbei um Umweltschutz, Psychologie, moderne Dichter oder Musikvideos drehen, spielt erstmal keine Rolle, solange sie der Entdeckung und dem Training der eigenen Intuition, Denkfähigkeit und der Ausbildung eines eigenen Wertesystems dienen. Bei Jugendlichen, die keine eigenen Interessen entwickeln oder geistige Reize lediglich in Form von Fernsehen und Computerspielen aufnehmen, liegt das Feuerelement brach, oder es ist aufgrund von zu vielen äußeren Reizen abgestumpft. Das heutige Bildungssystem trägt maßgeblich dazu bei, dass Kinder viel zu früh mit Informationen überfüttert werden, sodass sie gar keinen geistigen Hunger entwickeln können, sondern nur nach Ablenkung suchen. Und Ablenkung bedeutet heutzutage wiederum Input von Reizen.

Selbst sportliche Betätigungen werden danach beurteilt, wie groß das Risiko, also der Reiz, ist; wie hoch, wie schnell man fliegen oder fahren kann. Indem Sport mit Geräten betrieben wird und die sportliche Leistung anhand der Risikobereitschaft des Betreibers und nicht anhand seiner körperlichen Tüchtigkeit bemessen wird, steht der Jugendliche auch hier unter permanenter Spannung und Druck.

Reize sind ein Ersatz für echte Freude. Zärtlichkeit, Geborgenheit, glückliche sexuelle Erlebnisse, Entwicklung einer eigenen Identität, kreatives, schöpferisches Arbeiten, geistiger und emotionaler Austausch und Erlebnisse mit der Natur – all dies schafft Glücksmomente, die den Menschen lehren, die ihm innewohnende, von äußeren Bedingungen unabhängige Freude durch Arbeit mit dem Geist in sich selbst zu suchen. Stattdessen wechselt sich die Jagd nach immer neuen Reizen mit dem Extrem des abgestumpften Reizkonsumierens immer weiter ab. Gesellschaft und Schule prägen das Kind in die eine oder andere Richtung. Lediglich eine kritische Haltung des Jugendlichen, gefördert durch eine distanzierte, in sich ruhende Haltung der Eltern, befähigen den Heranwachsenden dazu, echte eigene Interessen zu entdecken, seine geistigen Fähigkeiten daran zu schulen und Erfüllung in einem seinen Neigungen und Fähigkeiten entsprechenden Beruf zu finden.

Das Erdelement bildet den Höhepunkt der stetig zunehmenden Yang-Phase des Lebens und steht gleichzeitig für den Übergang zu der von nun an stetig zunehmenden Yin-Phase. Der Mensch ist in seiner Lebensmitte angelangt. Eine realistische Weltanschauung und vernünftige Überlegungen ermöglichen dem erwachsenen Menschen, seine Ideen aus der Feuerphase praktisch umzusetzen. Die Gründung einer eigenen Existenz und die Fähigkeit, für andere Verantwortung zu tragen, schaffen die Basis für eine eigene Familie.

Menschen, denen Erdung fehlt, können den Gehalt ihrer Ideen durch praktische Umsetzung niemals überprüfen. Dadurch bleibt ihnen auch das Geschenk, aus praktischer Erfahrung zu lernen, versagt. Sie gehen lediglich unverbindliche Beziehungen ein und entziehen sich auf diese Weise der Verantwortung, die eine Konfrontation mit dem Hier und Jetzt mit sich bringt. Als Eltern wird es ihnen schwer fallen, für ihre Kinder wirklich da zu sein und das Gefühl zu vermitteln, dass man sich auf sie verlassen kann.

Menschen mit zu viel Erde haften an ihrem Besitz und an überlieferten Werten. Ihnen fehlt die Beweglichkeit des Feuers, die Glut geistiger Höhenflüge und die Dynamik überschwänglicher Freude.

Harmonie zwischen Yin und Yang in der Lebensmitte bedeutet, Realitätssinn und geistige Entwicklung auf der Basis emotionaler Stabilität miteinander zu vereinen. Spirituelles Abgehobensein führt genauso zu Unausgewogenheit wie materielles Verhaftetsein. Krankheit, psychische Neurose und organischer Verfall sind das Ergebnis verzerrter Anschauungen und extremer Lebensweisen.

Das Metallelement ist das kleine Yin des Herbstes. Im reifen Erwachsenenalter haben Lebenserfahrungen den Sinn für Gerechtigkeit und den Verstand geschärft. Psychologischer und materieller Überschuss schaffen Raum für die Ausbildung von aktivem Mitgefühl, dem Bedürfnis, über die egoistische Verhaftung hinaus etwas für andere zu tun. Losgelöst von einengenden Dogmen und Verzettelung in Schuldzuweisungen, verwirklichen moderne Menschen ihre Metallqualitäten – Durchsetzungskraft und Mitgefühl – häufig im Wiederaufbau der Umwelt oder in anderen nützlichen, kreativen Projekten.

Egoismus und rücksichtsloser Einsatz der Ellbogen sind verzerrte Bilder der Metallqualitäten. Machtgehabe und überzogene Autoritätsansprüche resultieren aus der Unfähigkeit, den Raum (Metall) als verbindendes Element zwischen sich und anderen zu erleben. Mangelndes Verständnis über den Ursprung des Selbst aus der Weite des Raums ist die Wurzel für fehlendes Urvertrauen und innere Unsicherheit. Das Aufbauen künstlicher Mauern zwischen sich und anderen, die Überbewertung von Standes- und Altersunterschieden dienen der Untermauerung des eigenen Dünkels – der Arroganz gegenüber Kindern oder Untergebenen – und als Selbstschutz vor dem Erkennen der eigenen Minderwertigkeitsgefühle. Aus dem Erkennen der eigenen Wurzeln entsteht Vertrauen in das unbegrenzte Potenzial des Raums, in die Unzerstörbarkeit des himmlischen Bewusstseins des Menschen. Die Frucht dieser Erkenntnis sind die Qualitäten des Wasserelementes: Furchtlosigkeit, Weisheit und Bescheidenheit.

Das Wasserelement ist das große Yin des Winters. Menschen mit *gut ausgestatteten* Wasserorganen können ein hohes Alter bei guter Gesundheit erlangen, sofern sie ihre in den Nieren gespeicherte Lebenskraft nicht vorzeitig verpulvern.

Früher war das Alter für die Chinesen die kostbarste Lebensphase. Denn man konnte sich, endlich befreit von den Mühen der Arbeit, ganz und gar der geistigen Entwicklung oder dem süßen Nichtstun hingeben. Das kluge Haushalten mit der Lebensenergie und die mannigfaltigen Gesundheitsübungen zu ihrer Stärkung haben ihren Ursprung in der hohen Wertschätzung des Alters und den damit verbundenen Qualitäten: Weisheit, Furchtlosigkeit und Bescheidenheit. Die geistige Erkenntnis von der zeitlosen Weite des Raums und dem gegenüber von der Winzigkeit des Menschen führt aus chinesischer Sicht zu Bescheidenheit. Hohes Alter ist zwar keine Voraussetzung für geistige Erkenntnis; jedoch ist die Wahrscheinlichkeit, dass man solch tiefgründige Weisheiten in der Jugend erlangt, eher gering. In jungen Jahren ist neben der Ablenkung durch die materielle Existenzsicherung die Unruhe des Herzens stark ausgeprägt. Sie fördert die Suche nach spannenden Erlebnissen und Erfahrungen in der äußeren Welt. Häufig kommt das Herz erst im Alter zur Ruhe, sodass die Suche in den inneren Räumen aufgenommen werden kann.

Aus der Sicht der chinesischen Qi-Lehre sind Frauen ab dem Klimakterium besonders befähigt, geistige Reife zu erlangen, weil Qi, das früher durch die Menstruation mit dem Blut verloren ging, nun zum Herzen steigt und dort für geistige Entwicklung zur Verfügung steht.

Schließlich und endlich steht das Wasserelement für Tod, für die Trennung von Yin und Yang. Yin, der Körper, kehrt zur Erde zurück, und Yang, der unzerstörbare Geist des Menschen, entschwindet zum Himmel, um zum gegebenen Zeitpunkt in einen neuen Körper als Wohnstätte für ein weiteres Leben einzutreten und – beginnend mit dem Holzelement – einen weiteren Kreislauf im endlosen Zyklus der Fünf Elemente zu durchwandern.

Der Drei-Erwärmer

Was Eltern ihrem Kind mitgeben

Während unserer Tai Chi-Ausbildung vor über zehn Jahren wurde unser in Deutschland lebender, taiwanesischer Tai Chi-Lehrer Vater einer süßen kleinen Tochter. Wir waren nicht wenig erstaunt zu hören, dass er und seine ebenfalls taiwanesische Frau, die einer alten chinesischen Ärztefamilie entstammt, sich seit über zwei Jahren mittels Tai Chi, Meditation, Akupressur und Ernährung auf die Zeugung ihres Kindes vorbereitet hatten. Auch die Art und Weise, wie diese chinesischen Eltern mit ihrem Kind umgingen, zeigte uns immer wieder, wie tief die alte Weisheit der chinesischen Medizin in diesen modernen Menschen verwurzelt war. Wir hatten die Umsetzung dessen vor Augen, was wir einige Jahre später in unseren chinesischen Lehr- und Philosophiebüchern geschrieben fanden.

Was konnten Tai Chi, Meditation und gesunde Ernährung bei einem Kind bewirken, das noch nicht einmal gezeugt war? Die Antwort fanden wir, als wir das chinesische System des Drei-Erwärmers studierten und hier insbesondere die Bedeutung des Unteren Erwärmers.

Der Drei-Erwärmer ist ein Modell der chinesischen Medizin, mit dessen Hilfe verschiedene Funktionen des Organismus, wie Wasser-, Wärme- und Energiehaushalt erklärt werden. In unserem Zusammenhang dient es dazu, die Frage zu beantworten, aus welchen Quellen der Mensch seine Lebensenergie schöpft. Um sich einen Überblick über das ganze System zu verschaffen, ist es nützlich, sich den Unteren, Mittleren und Oberen Erwärmer wie ein zweistöckiges Haus mit stabilem Fundament vorzustellen.

nachgeburtliche Energie	Oberer Erwärmer Herz / Lunge	Atmung
	Mittlerer Erwärmer Milz / Magen	Nahrung
vorgeburtliche Energie	Unterer Erwärmer Nieren / Blase	—

DER UNTERE ERWÄRMER – SPEICHER DER LEBENSENERGIE

Im Fundament, dem Unteren Erwärmer, befinden sich die Organe Nieren und Blase. Hier ist anzumerken, dass die Auffassung der chinesischen Medizin von Funktionen und Aufgaben der Organe weit über die Sichtweise der westlichen Medizin hinausgeht. Die ganzheitliche chinesische Medizin bezieht die energetischen Funktionen im Zusammenhang mit den Meridianen (Energieleitbahnen) sowie alle psychischen Aspekte, die mit den einzelnen Organen gekoppelt sind, in ihre Diagnostik und Therapie mit ein.

Entsprechend dieser Sichtweise sind die Nieren in erster Linie für die Speicherung der Yin- und Yang-Aspekte der Lebensenergie zuständig. Einfach ausgedrückt ist der Yin-Aspekt, genannt Nieren-Yin oder Jing, die Uressenz, aus der der Organismus Blut, Säfte und Substanz, im Grunde genommen alles Sichtbare am Menschen bildet und immer wieder erneuert. Yin, das weibliche, dunkle Prinzip der chinesischen Philosophie, steht hier für Materie, Form, Substanz und Flüssigkeit; es steht für die sich zur Festigkeit verdichtete Energie. Im Gegensatz dazu steht das männliche Yang-Prinzip, das die unverdichtete, feinstoffliche, frei fließende, ungebundene Lebensenergie verkörpert, die alle physiologischen Prozesse im Körper in Gang hält. Diese Energie heißt Yuan-Qi. Nieren-Yin, verdichtete Nierenenergie und Nieren-Yang, unverdichtete Nierenenergie, sind die Basis allen Lebens. Sie bilden zusammen das Nieren-Qi (Energie), das gleichbedeutend ist mit Lebenskraft, Lebensfreude und sexueller Energie. Wenn sich die Nierenkraft im Laufe des Lebens erschöpft, wird der Mensch alt, zumeist krank und stirbt. Denn das Fundament, auf das sich alle körperlichen Prozesse stützen und das die Wohnstätte für den Geist bildet, ist ihm entzogen.

Woher kommt das Nieren-Qi?

Aber woher kommt das Nieren-Qi und wovon hängt es ab, wie lange wir leben? Zwei Faktoren spielen hier eine Rolle.

Bei der Zeugung haben unsere Eltern einen Teil ihrer Nierenenergie an uns weitergegeben. Neben der äußeren Erscheinung, die uns zum Kind unserer Eltern macht, haben sie uns dadurch auch einen Teil ihres Wesens und ihrer Lebenskraft mitgegeben und damit zumindest teilweise unsere körperliche und geistige Konstitution und Lebensspanne bestimmt. Aus diesem Grund nennt man das Nieren-Qi auch *vorgeburtliche Energie*.

Auf den zweiten Faktor, der die Kraft unserer Nieren bestimmt, haben unsere Eltern, außer vielleicht auf geistiger Ebene, keinen Einfluss. Dieser zweite Aspekt wird von den taoistisch orientierten Chinesen geheimnisvoll makrokosmischer Einfluss oder himmlische Energie und von den buddhistischen Chinesen karmischer Einfluss genannt. Aus christlicher Sicht würde man diesen Aspekt als göttliche Fügung bezeichnen. Unter dem karmischen Aspekt versteht man die geistigen Eindrücke des sich neu inkarnierenden (wiedergebärenden) Wesens aus früheren Leben. Je positiver diese Eindrücke sind, resultierend aus sinnvollem, liebevollem Tun und Denken, desto besser werden die jetzigen Lebensbedingungen sein. Sich und anderen Wesen nützen, Freude bereiten und Leben schützen bringt aus buddhistischer Sicht in der neuen Inkarnation einen schönen, gesunden Körper hervor mit der Fähigkeit, sich geistig weiterzuentwickeln.

Wir sind somit zumindest teilweise das Produkt unserer Eltern und – bezogen auf unsere Kinder – mitverantwortlich für ihre vorgeburtliche Energie. Wer seinem Kind möglichst viel Nierenkraft mitgeben möchte, tut somit gut daran, seine eigenen Nieren zu stärken. Wie dies geschieht, werden wir Ihnen im weiteren Verlauf mitteilen. Wie Sie aber einen Mozart oder ein Wunderkind Ihrer eigenen Vorstellung hervorbringen, bleibt ein Geheimnis, das Geheimnis des makrokosmischen Einflusses, der göttlichen Fügung, Ihres eigenen Karmas oder des Karmas Ihres Kindes, das bei Ihnen als Eltern zu Gast ist.

Das Nieren-Qi stärken – Vorbereitung auf die Zeugung

Das Nieren-Qi zu stärken oder – besser gesagt – es zu erhalten, ist das Ziel aller chinesischen Gesundheitsübungen. Das uralte Wissen der Chinesen um die Bedeutung der in den Nieren gespeicherten Lebenskraft ist die Wurzel und der Motor für die Entstehung der traditionellen chinesischen Heilkunst mit all ihren therapeutischen Methoden wie Akupunktur, Kräutertherapie, Akupressur, Massage, Ernährungslehre, Bewegungskunst und Meditation. Yuan-Qi wird von den Nieren in den Organismus freigesetzt, um die Aktivität aller Organe aufrechtzuerhalten und den Körper zu erwärmen. Einmal abgegebenes Yuan-Qi kann im Gegensatz zu Jing-Qi nicht mehr ersetzt werden. Das einzige, was wir tun können, wenn wir auch im Alter noch rüstig und gesund sein wollen oder unseren Kindern möglichst viel Nierenkraft mitgeben möchten: mit der Nierenenergie haushalten und nachgeburtliche Energie zuführen, damit möglichst wenig vorgeburtliche verbraucht wird. Und genau das haben mein Tai Chi-Lehrer und seine Frau getan, indem sie sich an die traditionelle zweijährige Vorbereitungszeit gehalten haben, bevor sie ein Kind zeugten, um ihrem Kind möglichst viel Nierenkraft mitgeben zu können.

Die Entwicklung des Drei-Erwärmers beim Kind

Bei der Geburt des Kindes ist in seinen Nieren eine bestimmte Menge vorgeburtlicher Energie in Form von Jing-Qi und Yuan-Qi gespeichert. Diese wurde – wie bereits erwähnt – bei der Zeugung von Vater und Mutter und während der ganzen Schwangerschaft von der Mutter an das Kind abgegeben. Neben dem oben bereits erwähnten makrokosmischen Anteil bestimmen Qualität und Quantität des mitgegebenen Nieren-Qi die Stärke der kindlichen Konstitution und seine Lebensspanne.

Im Mutterleib sorgt das Jing-Qi der Mutter für das Wachstum des Kindes, das heißt für die Bildung von Knochen, Gehirn, Organen,

Gewebe, Blut und so weiter. Mit dem ersten Atemzug beginnt nun beim Kind der eigene Drei-Erwärmer seine Arbeit. Der Obere Erwärmer entfaltet seine Aktivität durch die Atmung, der Mittlere Erwärmer durch Verdauung und Gewinnung von Energie aus der Nahrung; und schließlich dient der Untere Erwärmer der Ausscheidung und – was wesentlich bedeutungsvoller ist – der Speicherung und Bereitstellung von Lebenskraft. Direkt nach der Geburt bis zum siebten Lebensjahr ist der Drei-Erwärmer des Kindes äußerst empfindlich. Aufgrund des noch völlig unzureichend entfalteten Nierenfeuers im Unteren Erwärmer ist das Baby äußerst kälteempfindlich. Blähungen, Durchfall und Bauchweh, die Eltern und Kindern im ersten Lebensjahr zu schaffen machen, sind auf die enorme Zartheit des Verdauungstraktes im Mittleren Erwärmer zurückzuführen. Da die von der Lunge abhängigen Abwehrmechanismen im Oberen Erwärmer nur unzureichend funktionieren, sind kleine Kinder extrem erkältungsanfällig. Wirklich stabil wird der Drei-Erwärmer erst nach der Pubertät. Ab diesem Zeitpunkt sind die Weichen gestellt für Gesundheit und Konstitution im Erwachsenenalter.

Wir wissen heutzutage alle, wie wichtig die ersten Lebensjahre für die Entwicklung des Menschen sind. In dieser Zeit entstehen die psychologischen Muster, die den Menschen meist ein Leben lang begleiten, ihn einengen und unglücklich machen oder aber unterstützen und ihn reifen lassen. Das Gleiche gilt für die Ernährung in den ersten Lebensjahren. Qi-reiche ausgewogene Ernährung lässt den Drei-Erwärmer reifen und macht ihn stabil. Starke Abwehr, gute Verdauung, eine stabile Konstitution und nicht zuletzt vernünftige Ernährungsgewohnheiten beim jungen Erwachsenen sind der Lohn für eine sinnvolle, konsequente Kinderernährung.

Psychisch-geistige Aspekte des Unteren Erwärmers

Jedes Organ und jeder der Drei-Erwärmer haben eine Entsprechung auf der psychisch-geistigen Ebene (vergleiche Seite 29). Das bedeutet, dass positive geistige Einstellungen und ausgewogene Emotionen die Funktion der Organe unterstützen; einengende Konzepte und extreme Emotionen dagegen erschöpfen die Energie oder blockieren deren harmonisches Fließen. Umgekehrt bedeutet das aber auch, dass Stärkung und Reharmonisierung der Organe auf körperlicher Ebene – beispielsweise durch Bewegung oder Ernährung – geistige Blockaden und extreme Emotionen auflösen. Das Wissen um diese Zusammenhänge macht die Ganzheitlichkeit der chinesischen Ernährungslehre aus.

Da diese Zusammenhänge in der westlichen Welt leider nicht überliefert sind, können wir uns häufig gar nicht vorstellen, wie man mit dem Geist wirklich arbeitet. Wir fragen uns stattdessen: Was kann ich dafür, was mir durch den Kopf geht? Bei näherer Betrachtung wird deutlich, dass es selbstverständlich an uns liegt, mit welcher Einstellung wir an eine Sache oder an einen Menschen herangehen. Das Ablegen von krankmachenden Emotionen, wie immer wiederkehrender Ärger oder Mutlosigkeit, ist keine Zauberei.

Gerade wenn es um das *Kinderkriegen* geht, kann man sich viel Stress und so manche Enttäuschung ersparen, wenn man sich die eine oder andere innere Einstellung bewusst macht. Wer zum Beispiel alles auf einmal möchte, auf nichts verzichten kann und obendrein ein Kind will, wird sich unweigerlich überfordern und seine Nierenkraft vorzeitig verschwenden. Wer wirklich ein Kind möchte, sollte seinen Willen fokussieren, und zwar auf die folgende Weise.

Wir wollen ein Kind

Der erste Schritt auf diesem Weg ist die klare und deutliche Aussage: »Wir wollen ein Kind.« Willensstärke und Mut sind Zeichen für starke Nieren, und umgekehrt stärken Menschen, die ihre Willenskraft und ihre Furchtlosigkeit trainieren, ihre Nierenkraft. Das Gleiche gilt für Selbstdisziplin, die es erst ermöglicht, das Gewollte auch umzusetzen. Alle weiteren Schritte, die mehr oder weniger bewusst und bei beiden Partnern unterschiedlich ablaufen können, hängen ebenfalls mit Willenskraft und Selbstdisziplin zusammen und trainieren auf hervorragende Weise das Nieren-Qi: »Ich will aufhören zu rauchen. Ich will mir mehr Ruhe gönnen. Ich will endlich an einem Qi Gong-Kurs teilnehmen. Ich will auf mehr Geld verzichten und dafür lieber mehr Zeit haben. Ich will wieder mehr Zeit auf gute Ernährung verwenden. Ich will wieder öfter schöne Stunden mit meinem Partner verbringen.« So oder in ähnlicher Weise werden die Nieren gestärkt und der Geist der Eltern auf ein Kind vorbereitet.

Der nächste Schritt beschäftigt sich mit der Beziehung zum Partner. Eine liebevolle, starke Verbindung zwischen Mann und Frau und ein glückliches Liebesleben ist die beste Medizin für die Nieren. Der Liebesakt, umso mehr wenn er mit starker Zuneigung gepaart ist, stärkt die Nieren beider Partner, solange sie sich nicht zu sehr verausgaben. Übermäßige sexuelle Aktivität, vor allem in der kalten Jahreszeit, kann beim Mann eine Schwächung der Nieren zur Folge haben, insbesondere wenn er sich in fortgeschrittenem Alter befindet. Im Wonnemonat Mai lassen sich alte und neue Liebesfeuer besser entfachen, denn der Frühling ist die Zeit, in der die Nieren am stärksten sind und ruhig ein bisschen trainiert werden dürfen. Wenn der Liebesakt dazu dienen soll, ein Kind zu zeugen, sollten die Partner möglichst nicht unter Alkoholeinfluss stehen, um die Lebenskraft des entstehenden Wesens nicht zu schwächen.

Vorbereitung auf die Zeugung durch Bewegung

Ebenfalls aus China kommen die taoistischen Bewegungskünste: Tai Chi, Qi Gong, Hua Tuo Dao In und viele andere. Die langsam fließenden Bewegungen, die all diese Künste gemein haben, harmonisieren und stärken die Energie im gesamten Körper und lösen Blockaden auf. Neben dem Training von Willenskraft und Disziplin, einer liebevollen Beziehung und ausgewogener Ernährung sind die chinesischen Bewegungsübungen das beste Mittel, um die Nierenkraft und mit ihr die Abwehr zu stärken. Anders als bei modernen Sportarten geht es hier nicht allein um ein mechanisches Bewegen des Körpers, sondern um eine langfristige Erhöhung der Flexibilität, Durchlässigkeit und Lebenskraft des Organismus. Die mentalen Auswirkungen dieser meditativen Übungen tragen ebenfalls wesentlich dazu bei, aus innerer Ruhe heraus die richtigen Entscheidungen zu treffen und günstige äußere Umstände für ein Leben mit Kind zu schaffen.

Ungünstige Voraussetzungen für die Zeugung

Auf geistiger Ebene, ebenso wie im äußeren Verhalten, gibt es einige Gewohnheiten, die ganz speziell die Nieren schwächen. An erster Stelle ist hier der Drogenmissbrauch zu nennen. Heroin verursacht innerhalb kürzester Zeit einen Verlust des Nieren-Qi. Menschen, die harte Drogen nehmen oder genommen haben, sollten sich des Risikos bewusst sein, das sie eingehen, wenn sie ein Kind zeugen. Missbildungen bei Kindern aufgrund von Drogenmissbrauch der Mutter oder beider Elternteile sind häufig. Aus chinesischer Sicht sind sie die Folge von verloren gegangener Nierenenergie. Missbildungen und geistige Handicaps sind nicht immer die Folge von Nierenschwäche der Eltern. Aber der bereits erwähnte makrokosmische Einfluss kann so stark sein, dass selbst gesunde und kräftige Menschen geschädigte Kinder bekommen. Ein erhöhtes Risiko, schwache oder missgebildete Kinder zur Welt zu bringen, gehen dennoch Eltern ein, bei denen eine nachgewiesene Nierenschwäche vorliegt. Alle Prozesse, die den Menschen über einen längeren Zeitraum nachhaltig überfordern, sollten in der Vorbereitungszeit auf ein Kind und gerade in der Schwangerschaft gemieden werden. Hierzu gehören auch übermäßig starke Belastung durch Arbeit, durch persönliche Konflikte oder durch Leistungssport.

Im emotionalen Bereich ist Angst der Faktor, der dem Menschen buchstäblich an die Nieren geht und die Lebenskraft schwächt. Wenn Sie sich einmal für ein Kind entschieden haben, sollten Sie nach Möglichkeit keine Energie in Ängste investieren. Sich sorgen und grübeln über Umweltverschmutzung oder die Gefahr einer Missbildung nützt überhaupt nichts, sondern es schadet vielmehr, gemäß dem Leitsatz aus dem I Ging (chinesisches Weisheitsbuch):»Energischer Fortschritt ist der beste Kampf gegen das Böse«, ist es sicher sinnvoller, sich für die Besserung von Missständen zu engagieren und für sich selbst vieles Gute zu tun. Und schließlich haben Angst und Mutlosigkeit keine Chance, wo Selbstvertrauen, Zuversicht und Freude auf das neue Leben herrschen. Im Zusammenhang mit der Ernährung schwächen – im Übermaß gegessen – alle stark abkühlenden Nahrungsmittel, wie Südfrüchte, Joghurt, grüner Tee, eisgekühlte Speisen und Getränke und – allen voran! – weißer Zucker die Nieren. Eine Ernährungsweise, die überwiegend oder ausschließlich aus Rohkost und Obst besteht, schmälert bei Menschen mit einer normalen Konstitution bereits nach einigen Wochen oder Monaten das Yang-Qi (Wärmeenergie) der Nieren. Das Gleiche gilt für den Ernährungstrend aus den USA, zum Frühstück nur Obst zu essen.

Ungleichgewichtszustände der Nieren mit Ernährungsempfehlungen

Die Nieren kennen keine Fülle. Das heißt, ein energetisches Ungleichgewicht in Form einer Fülle von Yang oder Yin, wie dies bei anderen Organen zu finden ist, kann bei den Nieren nicht auftreten – und zwar ganz einfach deshalb, weil man nicht zu viel Lebenskraft (Nieren-Yang) oder Nieren-Essenz (Nieren-Yin) haben kann. Leerezustände treten bei den Nieren als Yang-Mangel oder Yin-Mangel auf.

Yang-Mangel der Nieren
Ursachen für einen Yang-Mangel der Nieren sind:
- lang anhaltende körperliche oder geistige Überarbeitung
- extreme oder lange Kälteeinwirkung von außen
- abkühlende Ernährung über einen langen Zeitraum
- Erschöpfung durch übermäßige sexuelle Aktivität
- Drogen, Medikamente
- exzessive Lebensweise
- chronische Krankheit
- viele Geburten
- Alter.

Tendenzen zu einem Yang-Mangel der Nieren zeigen sich in:
- ausgeprägter Abneigung gegen Kälte, kalte Speisen und Getränke
- kalten Füßen und Knien, kalten Hüften und kaltem Gesäß
- ständigem Frieren
- Erschöpfung
- Antriebsschwäche
- Neigung zu Ängstlichkeit

- Rückenschmerzen frühmorgens, die sich durch Bewegung bessern
- nächtlichem Harndrang oder Harnverhalten
- sexueller Unlust, Impotenz, Unfruchtbarkeit
- schwacher Abwehr
- Wasseransammlungen im Unterkörper.

Ernährungsempfehlung:
Um das Yang der Nieren zu stärken, empfiehlt es sich, die Ausgewogenheit zwischen erfrischenden, neutralen und warmen Nahrungsmitteln zugunsten der warmen zu verschieben und erfrischende Nahrungsmittel nur in gekochter Form zu sich zu nehmen. Kalte Nahrungsmittel müssen ganz gemieden werden. Im Winter oder wenn Sie unter einigen der oben genannten Beschwerden leiden, kann diese Form der Ernährung für einige Wochen angewendet werden, um das Yang der Nieren zu stärken. Sollten Sie jedoch unter ernsthaften Beschwerden leiden, sollte ein Therapeut aufgesucht werden. Eine TCM-Therapie mit Akupunktur, Moxibustion (Erwärmen von Akupunkturpunkten mit einer Beifußzigarre) und chinesischen Kräutern wäre geeignet, einen Nieren-Yang-Mangel zu behandeln.

Nierenerwärmende Nahrungsmittel sind folgende: geröstete Haferflocken (gekocht), Lauch, Zwiebeln, Meerrettich, scharfe Gewürze (regelmäßig kleine Mengen), Wildfleisch, Lachs, alle geräucherten Fischsorten, Hülsenfrüchte mit erwärmenden Gewürzen gekocht, Walnüsse (geröstet), Kohl mit erwärmenden Gewürzen gekocht, Fenchel, Reiswein, Getreidekaffee, Gewürztee (Zimt, Bockshornkleesamen, Ingwer, Fenchel).

Zu vermeiden sind:
- alle thermisch kalten Nahrungsmittel
- eisgekühlte Speisen und Getränke
- Tiefkühlkost (Tiefkühlkost und in der Mikrowelle erwärmte oder zubereitete Kost hat aus energetischer Sicht keine konstruktive Energie mehr und belastet dadurch die Verdauung)
- Mikrowellenkost (siehe oben)
- Rohkost, Südfrüchte, große Mengen rohes Obst oder Salat
- große Mengen Sauermilchprodukte: Joghurt, Quark und so weiter

- hochprozentiger Alkohol
- Mineralwasser
- körperliche Überanstrengung
- Bewegungsmangel.

Yin-Mangel der Nieren

Ursachen für einen Yin-Mangel der Nieren sind:
- angeborene Yin-Schwäche
- chronische Krankheit oder Fiebererkrankungen
- Diuretika (Medikamente, die entwässern)
- Stress und Schlafmangel
- Drogen, große Mengen Kaffee oder Schwarztee, starkes Rauchen.

Tendenzen zu einem Yin-Mangel der Nieren zeigen sich in:
- nächtlichen Schweißausbrüchen (Im Klimakterium ist ein leichter Yin-Mangel natürlich. Durch die Ernährungsempfehlungen kann dieser ausgeglichen und die Hitzewallungen verringert werden.)
- heißen Fußsohlen und Handinnenflächen
- Durst, ohne den Wunsch zu trinken
- trockenem Mund und Kehle
- innerer Unruhe, Nervosität
- Schlafstörungen.

Ernährungsempfehlungen:
Um vorbeugend das Yin der Nieren zu stärken oder, wenn eine leichte Tendenz zu innerer Trockenheit vorhanden ist, empfehlen sich erfrischende gekochte und eine kleine Menge rohe erfrischende Nahrungsmittel. Ein ausgesprochener Yin-Mangel der Nieren muss ebenso wie ein Yang-Mangel therapeutisch behandelt werden. Eine TCM-Therapie insbesondere mit chinesischen Kräutern wäre empfehlenswert.

Nahrungsmittel, die den Nieren Säfte zuführen sind folgende: Vollkornreis, Gerste, Weizen, Dinkel; alle erfrischenden Obstsorten; Gemüse und Salate; kleine Mengen Algen; schwarze Bohnen; gedünstete Tomaten; kleine Mengen erfrischende Sauermilchprodukte; Früchtetee, Pfefferminztee, Melissentee; Sesamöl. (In unserem »Fünf Elemente Kochbuch« im Joy Verlag sind Gerichte enthalten, die entsprechend ihrer Yin- oder Yang-aufbauenden Wirkung klassifiziert sind.)

Zu vermeiden sind:

- alle bitter-austrocknenden Nahrungs- und Genussmittel, wie Kaffee, Schwarztee, grüner Tee, Rotwein, gebratenes oder gegrilltes Fleisch, scharfe Gewürze
- Schlafmangel, Stress, intellektuelle Überanstrengung.

DER MITTLERE ERWÄRMER – NACHGEBURTLICHE QUELLE DES LEBENS

Während aus den Nieren das Feuer der Vitalität und Willenskraft entspringen, also die fundamentalen vorgeburtlichen Aspekte des Lebens, bildet der Mittlere Erwärmer mit seinen Organen Milz und Magen das stabile Zentrum der nachgeburtlichen Energiegewinnung. Für die Erhaltung der Gesundheit, für die Genesung von Krankheit und insbesondere für das Wachstum des Kindes spielen Milz und Magen eine äußerst wichtige Rolle. »Solange Milz und Magen gesund sind, ist jede Krankheit heilbar«, heißt es in den alten chinesischen Schriften. Warum? Ganz einfach, weil die Milz Energie und Nährstoffe der Nahrung entzieht und in körpereigenes Qi und in Substanz umwandelt, damit daraus Blut, Gewebe, Muskulatur und alle anderen Bestandteile des Körpers gebildet werden können. Gerade für die körperliche und geistige Entwicklung des Kindes ist es von größter Wichtigkeit, dass ausreichend Energie aus der Nahrung gewonnen wird. Andererseits sollte der Verdauungsprozess so wenig Energie wie möglich verbrauchen, da der Mittlere Erwärmer beim Kind gerade erst dabei ist, seine ganze Kraft zu entfalten und die Verdauungsfunktionen voll auszubilden.

Aus diesen Zusammenhängen ergibt sich die Wichtigkeit einer ausgewogenen, Magen und Milz stabilisierenden Ernährung ganz von selbst. Denn nicht zuletzt stellen diese Organe bei Kindern ebenso wie bei Erwachsenen die Energie bereit, aus der wir Vitalität, intellektuelle und geistige Kraft sowie Lebensfreude schöpfen. Ohne diese alltäglichen nachgeburtlichen Funktionen wären die vorgeburtlichen Reserven der Nieren bald erschöpft und »der Geist des Menschen würde seine Wohnstätte verlieren«, um es in der an Bildern so reichen Sprache der Chinesen auszudrücken.

Wie wichtig diese Funktionen auch gerade in der Schwangerschaft sind, lässt sich leicht ausmalen, wenn man bedenkt, dass das ungeborene Kind durch das Blut der Mutter ernährt wird. Natürlich spielen Bewegung, Atmung und die geistige Einstellung ebenfalls eine wichtige Rolle. Auf diese Aspekte werden wir im nächsten Kapitel über den »Oberen Erwärmer« zurückkommen. Aber der Baustoff, aus dem menschliches Leben entsteht, ist und bleibt die Nahrung.

AUFGABEN UND DEFIZITE VON MILZ UND MAGEN

Aus der Sicht der chinesischen Medizin haben die Organe Milz und Magen einen äußerst vielfältigen Aufgabenbereich, der in der Schwangerschaft noch umfassender ist. Insbesondere die Umwandlung von Energie und Nahrungsstoffen spielt für den Organismus, wie bereits mehrfach erwähnt, eine immens wichtige Rolle. Damit Milz und Magen ihre Arbeit in ausreichendem Maß ausführen können, brauchen sie Qi und Wärme. Diese beziehen sie zum einen vom Unteren Erwärmer aus den Nieren und zum anderen aus der Nahrung. Eine gute Ernährung hilft hier, die Reserven der Nieren zu bewahren und die Funktionstüchtigkeit der Organe zu stärken. Falsche Ernährungsgewohnheiten, Überarbeitung und starke psychische Belastung schwächen den gesamten Organismus. Im Zusammenhang mit Milz und Magen sind es jedoch insbesondere die falschen Ernährungsgewohnheiten, die schaden und den weit verbreiteten Qi-Mangel der Milz hervorrufen. Wie es zu den typischen Beschwerden dieses Mangels kommt, lässt sich von den verschiedenen Funktionen der Milz herleiten. Um Ihnen die Bedeutung und Dringlichkeit einer ausgewogenen Ernährung, insbesondere in der Schwangerschaft und bei Kindern, besonders ans Herz zu legen, behandeln wir das Thema Milz hier sehr ausführlich. Wie das Qi der Milz gestärkt wird, entnehmen Sie bitte der *Ernährungsempfehlung für den Qi-Aufbau der Milz* im Kapitel »Schwangerschaft« Seite 87. Spezielle, durch einen Qi-Mangel der Milz in der Schwangerschaft ausgelöste Beschwerden und deren Behandlung durch Ernährung werden ebenfalls dort behandelt.

Die nun folgende Auflistung der Anzeichen für einen Milz-Qi-Mangel ermöglicht Ihnen – ob schwanger oder nicht – Ihre energetische Situation in etwa einzuschätzen. Sie ist jedoch kein Ersatz für eine Diagnose oder Therapie, wenn ernsthafte Beschwerden vorliegen. Durch die ausführliche Erläuterung über den Mittleren Erwärmer möchten wir lediglich aufdecken, wie umfassend und vielschichtig die von uns gegessene Nahrung auf den Organismus wirkt. Zwar gibt es viele therapeutische Methoden wie Akupunktur und Kräutertherapie, die bei der Stärkung des Mittleren Erwärmers eingesetzt werden können – die Ernährung ist für Magen und Milz jedoch die wichtigste Medizin. Außerdem ist die gute Qualität des Milz- und Magen-Qi der beste Garant für Gesundheit überhaupt. Die allermeisten Erkrankungen und insbesondere sogenannte Zivilisationskrankheiten, wie beispielsweise Allergien bei Kleinkindern, fußen auf einem Qi-Mangel der Milz des Kindes und der Mutter.

Energiegewinnung: Trennung von Rein und Unrein

Die Chinesen vergleichen den Magen mit einem Kochtopf, in dem Nahrungsstoffe mittels ausreichend vorhandener Wärme verarbeitet werden.

Die Aufgabe der Milz besteht darin, die Nahrungsstoffe in reine und unreine Anteile zu sortieren. Unreine Anteile werden der Ausscheidung zugeführt. Aus den reinen Anteilen werden Nährstoffe, reine Säfte und Energie gewonnen, die wiederum in körpereigene Stoffe und Energie umgewandelt werden. Die so gewonnene Nahrungsenergie wird in den Oberen Erwärmer zur Lunge geschickt, wo sie sich mit der von der Lunge aus der Atemluft gewonnenen Atmungsenergie vermischt. Das Gemisch aus Nahrungs- und Atmungs-Qi fließt nun in den Meridiankreislauf ein, um den gesamten Organismus mit Energie zu versorgen.

Bei einer Milzschwäche können die Verdauung, das Trennen von Rein und Unrein und die Umwandlung in körpereigene Stoffe und Energie nicht regelgerecht vonstatten gehen. Es kommt zu:
- Völlegefühl
- Blähungen
- breiigem Stuhl mit unverdauten Nahrungsresten
- Müdigkeit speziell nach dem Essen
- Appetitlosigkeit.

Außerdem gelangt bei einem *Qi-Mangel der Milz* zu wenig Energie in den Oberen Erwärmer; Oberkörper und Gehirn werden nicht ausreichend versorgt, und es fließt nicht genug Energie in den Meridiankreislauf. Es kommt zu:
- Konzentrationsschwäche
- Müdigkeit
- blassem Gesicht und blasser Zunge.

Ernährung von Muskulatur und Gliedmaßen

Eine weitere Funktion der Milz besteht darin, Muskulatur und Gliedmaßen zu ernähren, zu erwärmen und dadurch die Beweglichkeit zu fördern. Organe wie beispielsweise die Gebärmutter bestehen ebenfalls aus Muskelgewebe und sind demzufolge auf die Ernährung durch die Milz angewiesen. Bei *unzureichendem Milz-Qi* kommt es daher zu:
- kalten Händen und Füßen
- schwachen Gliedmaßen
- Abmagerung
- Menstruationsbeschwerden.
- Zu einer Fehlgeburt kann es kommen, wenn ein starker Milz-Qi-Mangel mit anderen ungünstigen Bedingungen kombiniert auftritt.

Blutaufbau und Kontrolle der Blutgefäße

Blutqualität, -zirkulation und die Gesundheit der Blutgefäße sind weitgehend vom Milz-Qi abhängig. Ein chronischer *Milz-Qi-Mangel* geht deshalb häufig mit einem sogenannten Leberblutmangel und schwachen Blutgefäßen einher. Zeichen hierfür sind:

* lichtempfindliche Augen
* Nachtblindheit
* eingeschlafene Gliedmaßen
* emotionale Überempfindlichkeit
* leicht auftretende blaue Flecken
* Menstruationsstörungen: zu schwache, zu starke oder ausbleibende Blutung.

Blutungen während der Schwangerschaft können durch einen starken Qi-Mangel der Milz ausgelöst werden.

Kontrolle des Bindegewebes

Die Milz sorgt für Straffheit und Elastizität des Bindegewebes, außerdem für die Festigkeit der aus Bindegewebe bestehenden Bänder, die die Organe an ihrem Platz halten. Ein chronischer *Qi-Mangel der Milz* kann daher zu folgenden Problemen führen:

* schlaffes Bindegewebe
* Zellulite
* Organvorfall (zum Beispiel Gebärmuttervorfall, Leistenbruch)
* Schwangerschaftsstreifen.

Kontrolle über Mund, Lippen und Geschmackssinn

Rosige, glänzende Lippen, ein gut geschlossener Mund und ein ausgeprägter Geschmackssinn sind Zeichen für ein starkes Milz-Qi. Im Gegensatz dazu stehen beim *Milz-Qi-Mangel*:

* blasse, spröde Lippen
* ständig offener Mund (oft bei Kindern) und
* Geschmacksverlust (häufig bei alten Menschen).

Im Unterschied zum Geschmacksverlust, der eher selten ist und – wenn überhaupt – bei alten Menschen auftritt, kommt der *Heißhun-*

ger auf Süßes sehr häufig vor. Süß schmeckende Nahrung baut Energie auf. Ständige Süßgelüste oder Zuckersucht sind also nichts anderes als der *Hilferuf* der Milz nach energiereicher Nahrung und somit ein deutliches Zeichen für einen Qi-Mangel der Milz.

Kontrolle über Körpersäfte und -flüssigkeiten

Umwandlung von aufgenommener Flüssigkeit in körpereigene Säfte (wie Gelenksflüssigkeit, Lymphe und so weiter) und Abtransport verbrauchter Säfte sind ebenfalls wichtige Funktionen der Milz. Je nachdem wie viel Milchprodukte gegessen werden, treten bei einem Milz-Qi-Mangel mehr oder weniger ausgeprägte Wasseransammlungen im Körper auf. Milchprodukte, im Übermaß gegessen, blockieren einerseits den Abtransport von unreinen Säften und führen andererseits übermäßig viel Flüssigkeit zu, was gerade in der Schwangerschaft zu Wasseransammlungen führt. Auch Übergewicht geht mit diesen Beschwerden einher und ist zumeist aufgrund der übermäßig eingelagerten Feuchtigkeit diätresistent. Eine dauerhafte Gewichtsabnahme wird jedoch erreicht, wenn durch Ernährungsumstellung das Qi der Milz und die Wasserausscheidung angeregt wird. Zeichen für einen *Qi-Mangel der Milz mit Wasseransammlungen* sind folgende:

• geschwollenes Gesicht frühmorgens
• Spannungsgefühl in Armen und Händen
• wenig Durst
• Schweregefühl in den Gliedmaßen, im Kopf oder im ganzen Körper
• Trägheit
• Niedergeschlagenheit ohne äußeren Grund
• Übergewicht.

Bei einem chronischen Prozess kann die Wasseransammlung im Gewebe die Nierenenergie schwächen, wodurch folgende Anzeichen hinzukommen können:

• Wasseransammlung in den Beinen
• Kältegefühl in den unteren Körperpartien
• Libidoverlust, Impotenz, Unfruchtbarkeit
• Zeugungsunfähigkeit.

Ergänzung des Nieren-Jing

Eine letzte Funktion der Milz, die gerade für Schwangerschaft und Geburt eine wichtige Rolle spielt, ist das Auffüllen des Nieren-Jing, der Uressenz, aus der sich alle materiellen Bestandteile des Körpers immer wieder erneuern und auch der Organismus des Kindes im Mutterleib gebildet wird. Damit die Milz dieser Aufgabe nachkommen kann, muss sie aus dem von ihr gewonnenen Nahrungs-Qi einen Überschuss erwirtschaften. Qualitativ hochwertige, Qi-reiche Nahrung und eine gute Milzfunktion sorgen dafür, dass mehr Qi gewonnen wird, als der Organismus für den täglichen Bedarf braucht. Dieser Überschuss wird dann in die Nieren geleitet, um dort die Reserve an Nieren-Jing aufzufüllen, die das harmonische Wachstum des ungeborenen Kindes und die Vitalität der Mutter sichert. In den Kapiteln Schwangerschaft und Kinderernährung werden ausführliche Ernährungsempfehlungen für den Qi-Aufbau der Milz gegeben.

PSYCHISCH-GEISTIGE ASPEKTE DES MITTLEREN ERWÄRMERS

Ob man sich *in seiner Mitte befindet, zwei Meter neben sich steht* oder gerade ein bisschen *ver-rückt* ist, hängt oftmals von der Tagesverfassung ab. Aber im Grunde genommen ist es die Offenheit des im Herzen beherbergten Shen (Geist) und die Stärke des Mittleren Erwärmers, die dafür sorgen, dass wir in dem ruhen, was gerade geschieht.

Andererseits liegt es an einer Schwäche von Milz und Magen, wenn wir extrem kopflastig, vollkommen gleichgültig, total überbesorgt oder völlig unrealistisch sind.

Milz und Magen gehören zum Erdelement. Auf körperlicher Ebene bildet die gute Funktion dieser beiden Erdorgane die Basis für stabile Gesundheit. Dem entspricht auf psychisch-geistiger Ebene innere Stabilität, Harmonie und Gelassenheit. Mit beiden Beinen fest auf der Erde stehen und nach den Sternen greifen, aus innerer Kraft die eigenen Träume verwirklichen – das sind die Qualitäten, die das Erdelement für Menschen bereithält, die das Glück haben, mit einer starken Mitte geboren zu werden.

Die Verkörperung des Erdelementes ist eine Frau in der Mutterrolle: Für ein Kind sorgen, ohne überbesorgt zu sein; liebhaben, ohne zu klammern; schützen, ohne einzuengen; das neue Wesen annehmen, sich einfühlen und einfach *da sein*. In dem Maße wie man – auf welche Weise auch immer – innere Stabilität und Ausgeglichenheit kultiviert, werden Milz und Magen gestärkt. Umgekehrt bewirkt die äußere Unterstützung von Milz und Magen durch ausgewogene Ernährung, dass der Mensch sich aufrecht und sicher fühlt. Auf der Basis einer gesunden Verdauungsfunktion und eines stabilen Selbstbewusstseins werden viele Krankheiten ganz einfach überflüssig. Hautkrankheiten beispielsweise sind häufig der Versuch der Haut, sich zu verdicken, sich vor der Fülle an Kontakten und Reizen von außen zu schützen, weil man sich dem Ganzen nicht mehr gewachsen fühlt. »Es stürzt so viel auf mich ein, jeder will was von mir, es ist zum Verrücktwerden!« Oftmals wirken tatsächlich zu viele Reize auf uns ein, sodass wir aus unserer Mitte verrückt werden.

In der Schwangerschaft wächst das Kind aus der Mitte der Mutter, um seine eigene Mitte zu bilden. Nach der Geburt braucht das Kind sogar noch etliche Jahre, um seine eigene stabile Mitte zu entwickeln. Deshalb ist der Verdauungstrakt bei Säuglingen ganz besonders empfindlich. Wie wichtig ist gerade jetzt eine ruhige Umgebung und eine harmonische Lebensweise, denn in der Schwangerschaft und in den ersten Lebensjahren sind Hektik, Lärm und Psychostress für Mutter und Kind ganz einfach zum Verrücktwerden.

DER OBERE ERWÄRMER – SITZ DES GEISTES

Der Obere Erwärmer beherbergt die Organe Lunge und Herz. Die Chinesen bezeichnen das Herz als Kaiserorgan und als den Sitz von Shen (Geist). Wie es sich für einen Kaiser gehört, weiß er jederzeit, was in seinem Reich vorgeht, und so registriert auch das Herz alle emotionalen, energetischen und organischen Veränderungen im Organismus. Von extremen, unausgewogenen Zuständen – Konflikten und Stress – wird das Herz gestört und der Geist unruhig. Harmonische und erfreuliche Situationen dagegen stärken die Herzfunktionen, den Blutfluss und stabilisieren den Geist. Umgekehrt wirkt sich die direkte Arbeit mit dem Geist, das Ergründen geistiger Prozesse – beispielsweise das Nachdenken über Ursache und Wirkung – und Meditation stärkend und harmonisierend auf den gesamten Organismus aus – ähnlich der gerechten, lenkenden Hand eines gütigen Kaisers, die im ganzen Reich für Ordnung und Wohlstand sorgt.

Ebenso wie das Herz steht auch die Lunge in enger Beziehung zu allen psychisch-geistigen Prozessen. Von der Tiefe und Kraft der Atmung hängt die Durchlässigkeit, die Dehnfähigkeit des Körpers und die Spontanität des Geistes ab. Traurigkeit, unverarbeitete Verletzungen, fehlendes Vertrauen und nicht zuletzt Bewegungsmangel behindern die Atmung und lassen das Qi im Körper absinken.

»Mit der Atmung fließt das Qi«

Leitsätze wie dieser aus der klassischen Literatur der chinesischen Medizin beziehen sich auf die Funktion der Lunge, Energie aus der Atemluft zu gewinnen. Diese vermischt sich mit der von der Milz gewonnenen Nahrungsenergie im Oberen Erwärmer, um dort Lunge und Herz zu versorgen. Der größte Teil des Gemischs aus Nahrungs- und Atmungs-Qi wird jedoch in den Meridiankreislauf geleitet und von der Lunge mittels Körperatmung im ganzen Organismus verteilt.

»Mit dem Qi fließt das Blut«

Das bedeutet, dass sich Qi- und Blutfluss gegenseitig fördern oder behindern können. Da die Funktionen von Lunge und Herz gleichermaßen von unserer psychisch-geistigen Verfassung abhängen, zeigt sich hier der enge Zusammenhang zwischen innerer Ruhe und Stabilität und einem ausgewogenem Qi- und Blutfluss. Das Kind im Mutterleib ist direkt an den Blut- und Energiekreislauf der Mutter angeschlossen. Über das Blut, »den Träger des Geistes«, ist das Erleben des Kindes unmittelbar mit dem der Mutter verknüpft. Der Geist von Mutter und Kind ist nicht getrennt. Unterschiede gibt es lediglich in der Verarbeitung von Eindrücken und Emotionen, denen Mutter und Kind ausgesetzt sind. Während die Mutter in der Lage ist, kraft ihres Bewusstseins und ihrer Vernunft mit Angst, Wut, Enttäuschung oder übermäßiger Belastung mehr oder weniger angemessen umzugehen, ist das Kind all diesen Zuständen, die es durch die Mutter erlebt, hilflos ausgeliefert. Entsprechend den Lebensumständen der Mutter während der Schwangerschaft sind manche Kinder, wenn sie auf die Welt kommen, vergnügt und friedlich, andere überempfindlich und unruhig.

Funktionen und Defizite der Metallorgane Lunge und Dickdarm

Der gesamte Obere Erwärmer und somit auch alle Lungenfunktionen sind von der Versorgung des Mittleren Erwärmers durch Nahrungs-Qi abhängig. Ein chronischer Qi-Mangel der Milz zieht demzufolge häufig eine Unterversorgung von Lunge und Herz nach sich. Andere Faktoren wie Rauchen, Luftverschmutzung und Bewegungsmangel, die einen Lungen-Qi-Mangel verursachen, sind meistens mit einer psychisch-geistigen Schwäche des Metallelementes kombiniert.

Lunge und Dickdarm sind Partnerorgane und gehören beide zum Metallelement. Sie stehen für die Verbindung zwischen innen und außen. Von der Gesundheit der Metallorgane hängt die Beziehung des Menschen zu seiner Umwelt ab. Auf körperlicher Ebene zeigt sich dies an der Kontrollfunktion der Lunge über die Haut und an den Aufnahme- und Ausscheidungsfunktionen von Lunge und Dickdarm.

Menschen mit einem schwachen Lungen-Qi sind leicht erschöpft durch Sprechen und haben eine leise Stimme. Kontakte mit Menschen ermüden sie. Körperliche Symptome in Form von Hauterkrankungen beruhen häufig auf dem Versuch der Haut, sich durch *Verdickung* vor übermäßigen Kontakten oder Umweltreizen zu schützen. Allergische Hautreaktionen bei Kindern stehen in den meisten Fällen mit einer Schwäche des Mittleren Erwärmers und einer energetischen Unterversorgung der Lunge in Verbindung.

Menschen mit Lungen-Qi-Mangel tendieren zu Traurigkeit und haben wenig Zuversicht. Diese emotionale Disposition kann Folge und/oder Ursache eines Lungen-Qi-Mangels sein. Traurigkeit behindert die Entfaltung der Lungenflügel und behindert das Aufsteigen des Milz-Qi, wodurch die Lunge auf Dauer energetisch unterversorgt wird. Loslassen, mal so richtig aufatmen, sich strecken und dehnen kann man nur, wenn man sich in einer vertrauten Situation befindet. Und das ist Labsal für Lunge und Dickdarm. Mangelndes Urvertrauen als Folge von frühkindlicher Frustration führt zu einer ständigen Hab-Acht-Haltung aus Angst vor Verletzung. Innere Anspannung aufgrund fehlender Geborgenheit, kombiniert mit verhaltenem Atem, scheint eine der häufigsten Ursachen für Stuhlverstopfung zu sein.

Die Bereitstellung der Abwehrenergie ist eine wichtige Aufgabe der Lunge.

Außerdem kontrolliert die Lunge die Nase und den Geruchssinn. Von chronischem Schnupfen und häufigen Erkältungen werden Kinder geplagt, deren Mittlerer Erwärmer auf Grund abkühlender und Feuchtigkeit erzeugender Nahrungsmittel – Südfrüchte, Zucker und Milchprodukte – geschwächt ist. Feuchtigkeit, die von der Milz nicht abtransportiert wird, sammelt sich in der Lunge; gleichzeitig gelangt nicht genügend Qi in den Oberen Erwärmer, sodass die Abwehr geschwächt wird.

Bewegung – Allheilmittel für die Lunge

Während die Ernährung die beste Medizin für den Mittleren Erwärmer, also Magen und Milz, darstellt, ist es für Lunge und Dickdarm die Bewegung. Denn für eine effektive Lungen- und Dickdarmfunktion ist Dehnfähigkeit und Durchlässigkeit unerlässlich. Die chinesischen Bewegungskünste Tai Chi und Qi Gong sind darauf ausgerichtet, den ganzen Körper, alle Meridiane zu dehnen und Blockaden jeglicher Art aufzulösen. Myome, Zysten und Geschwulste entstehen aus der Sicht der chinesischen Medizin aufgrund von stagnierenden toxischen Ansammlungen im Körper. Das ist der Grund, warum in China Patienten, die unter Krebs leiden, unter anderem mehrstündige Qi Gong-Übungen verordnet werden. Das Absinken des Körper-Qi – beispielsweise aufgrund von Qi-Mangel der Milz oder häufiger Traurigkeit – und innere Kälte begünstigen das Auftreten von Stagnationen. Solche Prozesse werden vermieden, wenn täglich mindestens zwanzig Minuten Körperübungen gemacht werden. Gerade in der Schwangerschaft eignen sich die fließenden Bewegungen des Tai Chi und Qi Gong hervorragend als Vorbereitung auf die Geburt.

Funktionen und Defizite des Herzens

Gesundheit und Kraft des Herzens spiegeln sich in einer rosigen Gesichtsfarbe, geistiger Klarheit, gewandter Sprache und einem tiefen ungestörten Schlaf wieder. Gräuliche oder violette Verfärbungen des Gesichts beruhen auf ungenügender Blutzirkulation. Geistige Verwirrung und eine schwache Auffassungsgabe ebenso wie die Unfähigkeit, sich klar auszudrücken, weisen auf eine energetische Unterversorgung des Herzens hin. Mangel an Lebensfreude und Depressionen gehen ebenfalls mit Ungleichgewichtszuständen des Herzens einher. Schlafstörungen sind das offensichtlichste Symptom für ungenügendes Herzblut oder Herzhitze. Dieses Geschehen wird vor allen Dingen durch anhaltenden Zeitdruck, intellektuelle Überanstrengung oder inneren Säftemangel aufgrund von zunehmendem Alter verursacht. Basis für die Entwicklung eines Herz-Qi- oder -Blutmangels ist jedoch häufig ein Qi-Mangel der Milz aufgrund schlechter Ernährung.

In der heutigen Zeit ist Schulstress keine Seltenheit. Im Gegenteil, immer mehr Kinder fühlen sich intellektuell überfordert und leiden unter einem Lernpensum, das sie nur unter großem zeitlichen Aufwand bewältigen können. Da gerade diese Art von Belastung das Herz schwächt und Gedächtnisschwäche, Konzentrationsmangel, Nervosität, depressive Verstimmungen und Schlafstörungen hervorruft, ist dies ein Kreislauf ohne Ende, da Schlafmangel wiederum zu Yin-Mangel führt.

Eine ähnlich kritische Situation tritt auf, wenn werdende Mütter beruflichem Stress, der ja bekanntermaßen mit Zeitdruck einhergeht, ausgesetzt sind. Nervosität und innere Unruhe der Mutter in der Schwangerschaft gehen auf das Kind über und sind letztlich Ursachen dafür, wenn das Neugeborene schließlich nicht schlafen will. Frauen leiden wesentlich häufiger unter Zeitdruck als Männer – vielleicht weil sie sich stärker für den Haushalt und das ganze Drumherum verantwortlich fühlen. Eine berufstätige Mutter, die gleichzeitig einen Haushalt meistert, leistet tagtäglich Dinge, die von Männern höchstens in einer gehobenen Führungsposition erwartet werden.

Bevor wir jedoch die Schuld an derlei Missständen einzig und allein der Gesellschaft geben, was natürlich am einfachsten wäre, sollten wir uns auch noch innere Ursachen für das ständige Getriebensein anschauen.

Begierde, die Sucht nach immer mehr, ist häufig der Schlüssel zum Verständnis der Herzprobleme. Wer alles auf einmal will, wird sich unweigerlich verzetteln und unter Druck geraten. Wenn ein Ziel erreicht ist, steht das nächste schon ins Haus. Überanstrengung erschöpft das Qi des Herzens, ständige Hast und Druck erzeugen Hitze im Herzen, und ewiges Verzetteln zerstört die Mitte, das heißt die innere Stabilität. Mit Scheuklappen Zielen hinterher zu jagen und die Sucht nach Zerstreuung wechseln häufig einander ab. Die Pole klaffen immer weiter auseinander, die Intensität der Reize, die wir brauchen, um uns zu spüren, nimmt mehr und mehr zu. *Wahre Entspannung und Erholung findet man nur in seiner Mitte.* Dazu muss das Pendel allerdings gestoppt werden, und es ist nötig, sich für das zu entscheiden, was wirklich wichtig ist. Gerade auf dem Weg zur Elternschaft und nach der Geburt scheint plötzlich alles Mögliche getan werden zu müssen – man will schließlich perfekt vorbereitet sein. Die Frage ist nur, ob wir damit unsere eigenen Ansprüche befriedigen oder die des Kindes. Das Kind will viel lieber seine Ruhe haben. Schließlich hat es *seine* Mitte gerade erst gefunden und möchte sie nicht gleich wieder verlieren.

Humor und Gelassenheit – Allheilmittel für das Herz

Perfektionismus und Humor schließen sich gegenseitig aus. Humor heißt in erster Linie, sich selbst nicht übermäßig ernst zu nehmen.

Durch eine solche Einstellung schrumpfen sich allzu hohe Ansprüche auf angenehme Weise gesund. Das Lächeln des Buddha ist der Inbegriff innerer Gelassenheit und Freude, die nicht von äußeren Bedingungen abhängt. Freude, die auf äußeren Bedingungen beruht, ist nie von langer Dauer, denn alles verändert sich ständig. Das Lächeln des Buddha will uns lehren, dass wir wahre Freude in uns selbst finden. Diese Erkenntnis erfordert natürlich Reife und geistige Erfahrung. Und obwohl kleine Kinder in einer Minute die ganze Welt mit ihrem Lächeln verzaubern können, hat in der nächsten Minute wieder extreme Begierde von ihnen Besitz ergriffen. Ein wichtiger Unterschied zwischen Erwachsenen und Kindern ist die Freiheit des gereiften Menschen, seine Begierde zu befriedigen oder zu verzichten. Diese Wahl haben Kinder nicht. Ihr Überleben ist einzig und allein durch die Befriedigung ihrer Bedürfnisse gewährleistet. Wenn Säuglinge schreien, dann einzig und allein, weil ihre Bedürfnisse nicht befriedigt worden sind. Sie sind nicht wütend, sondern sie leiden. Sie sind außer sich. Ihre Mitte ist bedroht, wenn der Bauch leer ist. Kinder müssen ihren Mittleren Erwärmer, ihr Erdelement, und die damit zusammenhängende innere Stabilität erst entwickeln. Und bis dahin sind sie auf die Stabilität der Eltern oder Bezugspersonen und auf gutes Essen angewiesen. Innere Ruhe und Gelassenheit sind das A und O der Kindererziehung. Dem Kind ist es egal, ob die Wohnung vor Sauberkeit blitzt, aber nicht, wie seine Mutter sich fühlt. Es wird Ihnen Ihre Entspanntheit danken durch seinen regelmäßigen tiefen Schlaf dank der Ruhe seines Herzens und Ihnen die Zeit lassen, alles Nötige und dazu noch etwas Besonderes für sich selbst zu tun.

.

Schwangerschaft

SEELISCHES GLEICHGEWICHT IN DER SCHWANGERSCHAFT

Neun Monate lang ernährt die Mutter das Kind mit ihrem Blut, nach der Geburt mit ihrer Milch. Die rote Farbe des Blutes steht für Leben, Kraft und Aktivität (Yang), die weiße Farbe der Milch für Harmonie und Friede (Yin). Schwangerschaft und Stillzeit sind Phasen im Leben von Mutter und Kind, die mehr als alles andere von der Harmonie zwischen Yin und Yang geprägt sein sollten, um der beginnenden Liebesbeziehung zwischen Eltern und Kind den Weg zu bereiten. Stabiles Gleichgewicht der Mutter auf körperlicher und emotionaler Ebene bewirkt, dass das Kind auf effektivste Weise mit Qi und Blut genährt wird. Massive äußere Störungen oder schwerwiegende innere Konflikte verursachen Unregelmäßigkeiten in der Versorgung des Kindes.

Aber auch auf psychisch-geistiger Ebene ist der kindliche Organismus von der Mutter nicht getrennt. Untersuchungen haben ergeben, dass eindeutig alle positiven beziehungsweise negativen Erlebnisse und Empfindungen der Mutter ungefiltert in das vorgeburtliche Bewusstsein des Kindes gelangen, wo sie gespeichert werden. Die völlig ungetrennte energetische und psychisch-geistige Verbindung zwischen Mutter und Kind lassen die große Verantwortung erkennen, die der Mutter obliegt. Es gibt wohl kaum eine Frau, die diese Verantwortung nicht hin und wieder als Bürde empfindet – und manchmal am liebsten davonlaufen möchte, zumal sie mit enormen Veränderungen in ihrem Organismus konfrontiert ist. Da es aber in der Schwangerschaft kein Davonlaufen gibt – für viele Frauen zum ersten Mal in ihrem Leben – ist es kein Wunder, dass immer wieder Stimmungsschwankungen und innere Konflikte auftreten. Natürlich, so sagt die westliche Medizin, hat dies mit der hormonellen Umstellung zu tun. Aber was ist die körperliche Umstellung anderes als der Spiegel des seelischen Eingewöhnungsprozesses der Frau in die Mutterrolle. Dass werdende Väter ähnliche emotionale Berg- und Talfahrten durchleben wie ihre Partnerin, kann wohl kaum mit hormoneller Umstellung erklärt werden. Auch für den Mann ist das Vaterwerden mit gewaltigen Veränderungen verbunden. Im Gegensatz zur Frau hat er allerdings die Möglichkeit, sich hin und wieder zu entziehen.

Das Umfeld der schwangeren Frau

Der Zeitraum, in dem ein befruchtetes Ei zu einem lebendigen Wesen heranreift, ist trotz seiner Alltäglichkeit eine ganz besondere Phase im Leben der Frau. Und es wäre schade, wenn sie dieses wunderbare Erlebnis nicht aus vollem Herzen genießen könnte. Wenn das Kind geplant wird, besteht die Möglichkeit, sich darauf einzustellen und die berufliche Belastung so weit wie irgend möglich einzuschränken. Kommt das Kind überraschend, ist die Frau, wenn sie ihren Arbeitsplatz nicht verlieren will, meist gezwungen, volle Leistung zu bringen. Dass Frauen im Zuge der Gleichberechtigung darauf bestehen, jederzeit mit ihren männlichen Kollegen mithalten zu können, ist vielleicht verständlich. Aber die Schwangerschaft ist eine besondere Situation: Gesundheit, Lebensfreude und nicht zuletzt die zukünftige Leistungsfähigkeit des Kindes werden entscheidend von der Lebensführung der Mutter während der Schwangerschaft geprägt. Etwas mehr Voraussicht von gesellschaftlicher und politischer Seite wäre wünschenswert, um werdenden Müttern eine berufliche Pause zu ermöglichen, wenn sie dies wünschen. Denn die Chancen, gesunde, fröhliche, friedliebende und intelligente Kinder auf die Welt zu bringen, steigen entschieden, wenn werdende Mütter von beruflichen Zwängen weitgehend befreit sind. Unsere Zukunft würde sich gewiss positiver gestalten, wenn Gesellschaft und Politiker mithelfen würden, Kindern den bestmöglichen Start ins Leben zu ermöglichen. Um dies zu erkennen, ist ein Umdenken nötig. Nicht Calcium,

Vitamine und Mineralien sowie Kinderkrippen sind verantwortlich für Gesundheit und Lebensfreude des Kindes, sondern ein harmonisches Umfeld für Mutter und Kind und damit auch genügend Zeit, um sich energiereich zu ernähren.

Angenehme Umstände für andere Umstände

Eine ausgewogene Ernährung in der Schwangerschaft hat zwei Ziele: Zum einen geht es darum, die Lebensenergie, das Qi, der Frau so zu stärken, dass sie die Schwangerschaft weitgehend beschwerdefrei und freudvoll erlebt. In Bezug auf das Ungeborene geht es darum, ihm möglichst viel, qualitativ hochwertiges Qi und Blut zufließen zu lassen. Die Ernährung ist zwar nur ein Faktor, der auf das Wohlergehen von Mutter und Kind maßgeblich einwirkt, aber er kann von der Mutter weitgehend beeinflusst werden. Die Umstellung auf eine energiereiche Ernährung geht mit dem tieferen Verständnis für energetische Einflüsse, die auf den Menschen und somit auch auf das ungeborene Kind wirken, einher. Sie verlangt von einer Frau in anderen Umständen, engagiert für angenehme Umstände in dieser Zeit zu sorgen. Geschieht dies in Zusammenarbeit mit dem Partner, umso besser. Aber auch Frauen, die auf sich selbst gestellt sind, können mit einfachen Mitteln viel für sich und die Geborgenheit ihres ungeborenen Kindes tun. Der erste Schritt ist die Entscheidung, dass ihr Wohlergehen und das ihres Kindes in jedem Fall oberste Priorität haben. Um dies zu verwirklichen ist es nötig, sich von liebgewordenen Gewohnheiten und Anforderungen von Seiten der Familie und Freunde zu befreien im Vertrauen darauf, dass frau jetzt selbst am besten weiß, was gut für sie ist.

Wenn vor der Schwangerschaft spannende Krimis, Psychothriller und lauter Diskothekenrummel als angenehme Abwechslung dazugehörten, heißt das ja nicht, dass auch in der Schwangerschaft dieselben Gewohnheiten gepflegt werden müssen – auch dann nicht, um sich selbst und anderen zu beweisen, dass man noch dazugehört. Wenn Sie in sich hineinhören, werden Sie vielleicht spüren, dass Ihnen der Sinn viel eher nach einem Spaziergang oder einem ruhigen Abend mit einem schönen Essen zu Hause steht. Und wenn Sie glauben, für Ihren Partner auch jetzt noch permanent die Rolle der attraktiven, ausgeruhten, allseits fröhlichen und ganz nebenbei berufstätigen Ehefrau spielen zu müssen, sollten Sie vielleicht besser herausfinden, wie es wirklich um ihn steht. Denn auch ohne immer dicker werdenden Bauch ist er ein werdender Vater, der vielleicht genauso wie Sie Zeit und Ruhe braucht, um mit den bei Ihnen sichtbar werdenden Veränderungen fertig zu werden. Täte es ihm nicht auch gut, mehr auf seine innere Stimme zu hören, die ihm den Weg zu mehr Gelassenheit und innerer Kraft zeigt, damit er mit Ihnen zusammen ein guter Gastgeber für Ihr gemeinsames Kind wird?

Aus der Mitte entspringt das Leben – energetische Abläufe zu Beginn der Schwangerschaft

Das Ausbleiben der Menstruation, wenn die Frau schwanger wird, ist ein äußeres Anzeichen für komplexe energetische Veränderungen im Organismus der werdenden Mutter. Aus der Sicht der chinesischen Medizin gibt es keine klare Trennung zwischen Energie und Substanz, sodass Qi ohne weiteres in Blut und umgekehrt Blut in Qi umgewandelt werden kann, wenn physiologische Prozesse dies erfordern. Der Fötus im Mutterleib ist auf die Versorgung mit Qi (Yang) und Blut (Yin), den beiden Grundpfeilern menschlichen Lebens, durch die Mutter angewiesen. Um die energetische und substanzielle Ernährung des Kindes zu gewährleisten, sammelt sich Yin-Qi (energetischer Aspekt des Blutes) der Mutter in zwei großen Meridianen im Bauchbereich:

Der *Chong Mai*, der in der bildhaften Sprache der Chinesen »See von Energie und Blut« genannt wird, verläuft durch die Gebärmutter und steigt in der Körpermitte bis zum Mund auf.

Der zweite Meridian ist der *Ren Mai*, auch »Meer der Yin-Meridiane« und wegen seiner Versorgungsfunktion in der Schwangerschaft »Geburts-Meridian« genannt. Er verläuft an der Vorderseite des Körpers bis zum Gaumen und verursacht eine bräunliche Verfärbung der Mittellinie über dem gewölbten Bauch im Laufe der Schwangerschaft. Dieser Meridian spielt im Tai Chi und in der Meditation eine besondere Rolle. Indem man bei den langsamen Bewegungen des Tai Chi oder beim Meditieren die Zunge hinter die obere Zahnreihe an den Gaumen legt, wird der obere Energiekreis des Körpers besser geschlossen und dadurch die geistige Achtsamkeit erhöht.

Bei Frauen, die ohnehin zu Yin- oder Blutmangel neigen, kann die Sammlung des Yin-Qi in den beiden Meridianen zu einem Blutmangel im Organismus der werdenden Mutter führen.

Während sich das Yin im unteren Körperbereich konzentriert, ist Yang-Qi im oberen Körperbereich im Übermaß vorhanden. Das bewirkt, dass Frauen, die vor der Schwangerschaft unter Qi-Mangel und Kälteempfindlichkeit litten, den Yang-Zustand jetzt richtig genießen können. »Seitdem ich schwanger bin, friere ich nicht mehr«, ist ein typischer Ausspruch vieler Frauen, da der Qi-Mangel weit verbreitet ist. Bei der konstitutionell starken Frau sind alle Körperteile gut durchblutet und erwärmt. Durch den Yang-Anstieg sind auch die Abwehrkräfte der Frau als natürlicher Schutz für das Ungeborene ausgezeichnet.

Damit all diese wunderbaren Schutz- und Ernährungsfunktionen in der richtigen Weise ablaufen, müssen die Organe *Milz, Herz, Nieren, Lungen* und *Leber* in guter Verfassung sein, und zwar aus folgenden Gründen:

Die *Milz* stellt das nachgeburtliche Qi bereit, ernährt die Gebärmutter und hält das Blut in den Gefäßen. Blutungen in der Schwangerschaft hängen häufig mit einem Qi-Mangel der Milz zusammen.

Das *Herz* trägt zur Blutbildung bei und ist für den gleichmäßigen Blutfluss verantwortlich. Depressive Verstimmungen in der Schwangerschaft sind energetisch auf einen Blut- oder Qi-Mangel des Herzens zurückzuführen.

Die *Nieren* versorgen den Organismus von Mutter und Kind die ganze Zeit mit Ying- und Yang-Energie.

Die *Lungen* gewinnen Qi aus der Atemluft und verteilen durch die Atmung Qi im ganzen Organismus.

Die *Leber* kontrolliert den Energiefluss, das Steigen und Absinken des Qi in den Meridianen. Der Leber-Meridian ist eng mit dem Chong Mai, der in der Schwangerschaft eine Fülle an Energie aufweist, verbunden. Da außerdem die Energie in beiden Meridianen von unten nach oben verläuft, bringt der Chong Mai die Leberenergie verstärkt nach oben. Deshalb kommt es in der Schwangerschaft normalerweise zu typischen Füllezeichen der Leber und des Chong Mai. Die aufsteigende Leberenergie kann Nasen- oder Zahnfleischbluten verursachen. Auch die typischen Stimmungsschwankungen gehen auf das Konto der zu Beginn der Schwangerschaft teilweise unkontrolliert aufsteigenden Leberenergie. Bis zum Ende des dritten Monats hat sich die Leberenergie normalerweise ausgeglichen, und die Beschwerden verschwinden. Bis dahin bewirkt der Yang-Überschuss im Leber-Meridian eine natürliche Verringerung des Yin, der Säfte in der Leber, was Übelkeit und Schwindelgefühle mit sich bringt. Das verringerte Yin der Leber ist der Grund für die Gelüste der Schwangeren nach Saurem. Dieses Bedürfnis ist ganz natürlich, denn die meisten sauren Nahrungsmittel haben eine erfrischende thermische Wirkung und kühlen dadurch die Leber und bauen Säfte auf.

Für Außenstehende merkwürdige Wünsche und Launen, die unberechenbar sind wie der Wind (Holzelement, Leber) sowie die große Verletzlichkeit der Frau in den ersten Schwangerschaftsmonaten sind ebenfalls natürliche Folgen der Yin-Schwäche der Leber. Aber das hat auch sein Gutes, denn die gesteigerte Empfindsamkeit bezieht sich nicht nur auf die Psyche, sondern auf alles, was schlecht riecht, schmeckt oder eine zweifelhafte Ausstrahlung hat. Somit dient dieser Mechanismus wiederum dem Schutz von Mutter und Kind, indem er bewirkt, dass die schwangere Frau sehr wählerisch ist und eine natürliche Abneigung gegen alles hat, was ihr schaden könnte. Viele Frauen mögen ganz von selbst keinen Kaffee mehr oder entwickeln eine starke Aversion gegen Zigarettenrauch.

Die Energiefülle im Chong Mai im Bauchraum geht mit einem besonderen Körperempfinden der Frau in den ersten Monaten einher. Obwohl sie noch gar keinen Bauch hat, fühlt sie sich schon *sehr schwanger*. Sie trägt bereits weite Kleidung, obwohl ihre alten Sachen noch passen und bewegt sich auch schon wie eine Frau, die ein Baby in sich trägt.

Die Ernährung in der Schwangerschaft

Ob schwanger oder nicht, die Ernährung ist nur ein Aspekt von vielen, die langfristig zu Gesundheit führen. Erst das Zusammenspiel von geeigneten, regelmäßig ausgeführten Körperübungen, einer positiven Geisteshaltung und einem ausgewogenen Rhythmus zwischen Ruhe und Entspannung bewirken stabiles Wohlbefinden und Vitalität. Dennoch spielt die ausgewogene, energiereiche Ernährung gerade in der Schwangerschaft eine sehr wichtige Rolle, denn in dieser Zeit werden ganz besondere Anforderungen an den Organismus der werdenden Mutter gestellt.

Wenn ich gefragt werde:»Ich bin schwanger, wie soll ich mich ernähren?«, dann antworte ich meistens spontan:»Bereiten Sie gut gegartes Getreide zu, dazu reichlich gekochtes Gemüse. Würzen Sie mild. Nehmen Sie frische Kräuter wie Petersilie, und genießen Sie die natürliche Süße solcher Gerichte anstelle von weißem Zucker. Vermeiden Sie alle Extreme – zu heiß, zu kalt, zu scharf, zu salzig, zu sauer –, denn Ihre Ernährung soll in erster Linie die Mitte stärken und beständig Blut aufbauen.«

Was heißt »die Mitte stärken«?

Das Erdelement mit seinen Organen Milz und Magen bildet die Mitte im Zyklus der Fünf Wandlungsphasen. Werden diese Organe durch die Ernährung gestärkt, erhält das Kind im Mutterleib reichlich Energie, mit denen es seine Energiespeicher füllt. Nach seiner Geburt bilden diese seinen Schatz an vorgeburtlicher Energie, die sein ganzes weiteres Leben bestimmen werden. Für die Mutter ist der Qi-Aufbau von Milz und Magen wichtig, um sich während der Schwangerschaft wohl und kräftig zu fühlen und um nicht allzu viel von ihrer eigenen vorgeburtlichen Energie in der Schwangerschaft angreifen zu müssen.

Um das Qi von Magen und Milz zu stärken, sollten *gekochte und leicht verdauliche Speisen* bevorzugt werden. Die verwendeten Nahrungsmittel sollten überwiegend thermisch *neutral und warm* sein und von *mild-süßem* Geschmack.

Diese Eigenschaften finden sich bei Vollwertgetreide, vielen Gemüsearten, Hülsenfrüchten, Fleisch und Fisch. Die Basis einer ausgewogenen, gesunden Ernährung in der Schwangerschaft bildet geschrotetes oder im ganzen Korn gekochtes *Getreide*. Wenn die Frau gewohnt ist, Vollwertgetreide zu essen, kann sein Anteil an der Ernährung sehr hoch sein, bis zu 50 Prozent und mehr. Frauen, die vor der Schwangerschaft nur wenig Getreide gegessen haben, sollten den Anteil langsam steigern und anfangs leicht verdauliche Getreidesorten wie Hirse, Reis und Polenta bevorzugen. Wenn man nicht daran gewöhnt ist, kann Getreide Verdauungsprobleme auslösen, häufig weil es nicht gut genug gekaut wird. Wer aber regelmäßig Getreide isst, gewöhnt sich ganz von selbst gutes Kauen an.

Abgesehen von der energetischen Güte des Vollwertgetreides kann es sich auch aus ernährungsphysiologischer Sicht sehen lassen.

Es enthält alle für die Schwangerschaft wichtigen Mineralstoffe, sodass der Bedarf an Phosphor, Fluor und Magnesium allein durch Getreide gedeckt werden kann. Magnesium ist wichtig für die Skelettbildung des Fötus. Nicht selten wird der niedrige Magnesiumspiegel des Blutes der Mutter durch falsche Ernährung verursacht. Wie alle Mineralien ist Magnesium nur in den Randschichten des ungeschälten Korns vorhanden. Daher ist es notwendig, Vollwertgetreide anstelle von weißen Nudeln und Weißmehl zu verzehren.

Wirkungsweise der einzelnen Getreidesorten

• **Hirse** spielt in der Schwangerschaft eine ganz besondere Rolle. Sie ist wohlschmeckend, leicht bekömmlich und eignet sich sehr gut für einen Einstieg in die Ernährung mit Vollwertgetreide.

Sie stärkt die Mitte und harmonisiert Milz und Magen. Sie tonisiert Qi und Blut und baut Substanz auf. Ihre stärkende Wirkung auf Milz und Nieren ist von besonderer Bedeutung, denn diese beiden

Organe sind direkt für die Versorgung des Kindes zuständig. Frauen, die aufgrund von Milz-Qi-Mangel zu Darmträgheit neigen, hilft Hirse, die Verdauung zu mobilisieren. Außerdem wird Feuchtigkeit, die sich aufgrund von Milz- und Nierenschwäche als Wasseransammlungen bemerkbar macht, ebenfalls durch Hirse entfernt. Eine besondere Hilfe wird Hirse für Frauen sein, die bereits vor der Schwangerschaft zu geschwollenem Gesicht am Morgen und zu geschwollenen Armen oder Beinen neigten. Besonders dann sollte die Hirse vor dem Kochen trocken und ohne Fett unter ständigem Rühren angeröstet und erst anschließend in Wasser gekocht werden. Genaue Anweisungen für die Zubereitung der verschiedenen Getreide finden Sie in unserem »Fünf Elemente Kochbuch« (Joy Verlag).

• **Mais** wird in Europa meist gemahlen als Polenta angeboten. Wie Hirse wirkt er neutral, harmonisierend auf die Mitte und Qi-aufbauend. Mit etwas Butter, Salz, Pfeffer und Muskat ergibt Polenta eine gute Basis für würzige Gerichte. Süß zubereitet eignet sie sich gut für die Kinderküche. Im Gegensatz zu anderen Getreidearten hat Polenta einen etwas faden Eigengeschmack, der nach Gewürzen verlangt. Wie Hirse und auch Reis eignet sich Polenta gut, um Menschen, die noch wenig Erfahrung mit Vollwertgetreide haben, auf den Geschmack zu bringen – allerdings nur, wenn sie lecker zubereitet wird. Es gilt übrigens grundsätzlich für Neueinsteiger in die Getreideküche: Die Gerichte müssen optisch und geschmacklich ansprechend zubereitet sein. Im ganzen Korn gekochte Getreide brauchen in der Regel kein Salz. Einfach in Wasser gekocht ergeben sie mit den entsprechenden Beilagen schmackhafte Gerichte. Je nach Belieben können sie aber auch mit Gemüse, Pilzen, Gewürzen, Öl oder Butter in der Art eines Risotto zubereitet werden. Leider gibt es immer wieder Menschen, die sich den Weg zu einer gesunden Ernährung von vornherein verbauen mit dem Vorurteil, Getreide schmecke doch nach nichts. Erst ist zu fragen: Wonach schmecken eigentlich Kartoffeln und Spaghetti ohne schmackhafte Soßen oder passende Beilagen? Die Geschmäcker sind verschieden, aber sie hängen auch stark von der Gewohnheit ab. Wer immer nur stark gewürzte Speisen wie Wurst und Käse gegessen hat, wird zu Anfang den mild süßen Geschmack des Getreides vielleicht noch nicht zu schätzen wissen. Es gehört etwas Übung und eine Umgewöhnungsphase dazu, um an dem natürlichen Aroma von Getreide, Gemüse und Obst Gefallen zu finden. Wenn Sie beispielsweise Polenta wie gutes hausgemachtes Kartoffelpüree würzen, wird Ihre Familie vielleicht gar nicht bemerken, dass die Basis dieses Gerichts nicht relativ Qi-lose Kartoffeln sind, sondern ein hochwertiges Vollwertgetreide.

• **Süßer Reis**, auch Mochi genannt, gibt es in guten Naturkostläden. Er wirkt Qi-aufbauend und erwärmend auf Milz und Magen. Und er hat die besondere Eigenschaft, Qi und Blut gleichzeitig zu tonisieren. Aufgrund seiner milden Süße ist er ein gutes Mittel, um durch Qi-Mangel der Milz verursachte Süßgelüste zu vertreiben. Er eignet sich sehr gut, mit Obst, Trockenfrüchten und Nüssen als Frühstück zubereitet zu werden.

• **Vollwertreis** wird als Lang-, Mittel- und Rundkorn angeboten. Das runde Korn fördert gründliches Kauen und wirkt tonisierender auf Qi als Langkornreis. Reis hat einen mild süßen Geschmack und wirkt neutral mit leicht erfrischender Tendenz. Er baut Säfte auf, wodurch der Körper angeregt wird, alte, verbrauchte Säfte auszuscheiden. Dadurch eignet er sich sehr gut, Wasseransammlungen, die in der Schwangerschaft vermehrt in den Beinen auftreten, vorzubeugen. Da er außerdem das Qi der Milz stärkt, wird zusätzlich die Transformation von Säften und die Wasserausscheidung gefördert sowie Wasseransammlungen aufgrund von Qi-Mangel der Milz vorgebeugt. Seine tonisierende Wirkung auf den Dickdarm fördert die Verdauung und hilft bei allen Arten von Verstopfung. Er ergänzt die Säfte der Leber und kühlt Leberhitze, die – wie bereits erwähnt – innere Unruhe, emotionale Schwankungen und Verlangen nach Saurem mit sich bringt. Außerdem hilft er gegen Schwangerschaftserbrechen (siehe Schwangerschaftsbeschwerden).

Die bis jetzt besprochenen drei Getreidesorten Hirse, Süßreis und Reis haben mich selbst und viele schwangere Frauen, die ich beraten habe, fast täglich durch die ganze Schwangerschaft begleitet. Mit

bestem Erfolg! Um Sie auf den Geschmack zu bringen, hier ein *Früh-stücksrezept mit Pflaumen*, im Zyklus der Fünf Elemente zubereitet:
Vorbereitung:

E   Geröstete Hirse, Reis (E/M) oder Süßreis am besten für ein bis zwei Tage vorkochen.

E   Getrocknete Pflaumen über Nacht in rotem Traubensaft einweichen.

F   Einen Topf aufsetzen und heiß werden lassen,

E   Pflaumen und Saft erhitzen,

M   etwas Kardamom oder Koriander,

W   eine kleine Prise Salz,

H   etwas Zitronensaft und geriebene Zitronenschale,

F   und eine Prise Kakao dazugeben und einige Minuten köcheln.

E   Nun das Getreide dazugeben und erwärmen.

Wirkung: Erwärmt, baut Qi der Milz auf, tonisiert das Blut, stärkt die Mitte, trocknet Feuchtigkeit (insbesondere wenn das Frühstück mit Hirse zubereitet wird).

• **Hafer** ist neutral mit leicht erwärmender Tendenz. Seine dynamische, anfeuernde Energie kann bei körperlicher Erschöpfung und chronischem Energiemangel sehr nützlich sein. In Form von Flocken mit Obst gekocht ergibt er ein schnelles, energiereiches Frühstück. Dennoch darf er in der Schwangerschaft nur mit Vorsicht genossen werden. wenn Sie zu starken Wärmeempfindungen, Schlafstörungen, viel Durst und Gelüsten auf Saures neigen, ist von Hafer abzuraten. Er bewegt die Energie zu stark nach oben und würde den Yang-Zustand verstärken. Auch in der Kinderernährung ist er eher für ruhige, blasse Kinder geeignet als für Kinder, die ohnehin sehr dynamisch oder unruhig sind.

• **Gerste** ist neutral mit leicht erfrischender Tendenz. Sie harmonisiert die Mitte und tonisiert Qi und Blut. Sie löst Nahrungsstau, das heißt, sie ist wirksam bei Völlegefühl und bei Verdauungsschwäche. Sie eignet sich ausgezeichnet, Hitze auszuscheiden und den durch aufsteigende Hitze ausgelösten Beschwerden zu Beginn der Schwangerschaft zu begegnen. Ihre entgiftende Wirkung ist nützlich, um den Organismus in der Schwangerschaft und in der Stillzeit von Schlacken freizuhalten. Sie kann auch bei Erschöpfung und Wasseransammlungen eingesetzt werden. Wenn Gerste trocken angeröstet wird, bis sie duftet, wird sie basischer. Auch kann man dann die gerösteten Körner fein mahlen. Im Bioladen ist dieses Mehl als Tsampa (eine tibetische Grundnahrung) erhältlich. Mit heißem Wasser und etwas Ghee (geklärte Butter) angerührt ergibt dies einen schmackhaften Brei, den man mit Gewürzen, Obst oder Kompott verfeinern kann. Ist man auf Reisen oder tagsüber unterwegs ohne Kochen zu können, hat sich geröstetes Gerstenmehl gut bewährt. Heißes Wasser gibt es überall, und so kann man sich sehr einfach ein kleines Mahl zaubern. Bei Sommerhitze und auch bei Müdigkeit hilft Gerstentee: 2 EL Gerste in 1 Liter Wasser 40 Minuten köcheln.

• **Weizen, Dinkel und Grünkern** wirken insbesondere auf Leber und Gallenblase. Sie sind schwerer verdaulich als Reis und Hirse. Sie sollten über Nacht eingeweicht und gut gekocht werden, damit sie keine Verdauungsprobleme verursachen. Gemahlen oder geschrotet sind sie ebenfalls gut bekömmlich.

Weizen ist neutral mit stark erfrischender Tendenz. In Kombination mit warmen Nahrungsmitteln baut Weizen Qi auf. Mit Sauermilchprodukten gekocht eignet er sich als Frühstück ausgezeichnet, um überschüssige Hitze aus Leber und Gallenblase zu entfernen. Weizen beruhigt den Geist und ernährt das Yin des Herzens. Traditionell wird er in China eingesetzt bei Schlafstörungen und um Nachtschweiß oder Hitzewallungen im Klimakterium zu vertreiben. Dabei werden zwei Esslöffel grob geschroteter Weizen in einem halben Liter Wasser 20 bis 30 Minuten geköchelt. Der Weizen wird abgeseiht und der Sud vor dem Schlafengehen getrunken. In der Schwangerschaft hilft er Frauen, die unter Hitzesymptomen wie Schwitzen, innere Unruhe, viel Hunger, geringe Gewichtszunahme, Zahnfleischbluten, Sodbrennen, Übelkeit und Erbrechen leiden.

Dinkel ist eine Weizenart. Seine Wirkungsweise ist der des Weizens also sehr ähnlich. Seine Schale ist weniger hart, und thermisch wirkt er leicht erfrischend. Er eignet sich gut zum Brotbacken. In der ausgewogenen Ernährung nach den Fünf Elementen macht Brot jedoch nur einen kleinen Anteil aus, da Brot nicht die Qi-aufbauende Eigenschaft des im ganzen Korn gekochten Getreides und schon gar nicht die gute Verdaulichkeit einer gekochten Mahlzeit besitzt. Die Gewohnheit, belegte Brote statt gekochter Mahlzeiten zu essen, ist eine *moderne Erscheinung* der überzivilisierten Länder, in denen die Menschen keine Zeit haben, sich um gute Ernährung zu kümmern. Gerade in Kombination mit Käse begünstigt die Ernährung mit Brot Feuchtigkeitsansammlungen und Qi-Mangel der Milz. Selbst bei bester Brot- und Käsequalität ist eine energetisch ausgewogene Ernährung so nicht möglich. Auch im Sommer sollten mindestens ein bis zwei gekochte Mahlzeiten am Tag gegessen werden, die gelegentlich durch eine appetitliche Brotmahlzeit bereichert werden. Denn nur gekochte, ausgewogene Gerichte garantieren dafür, dass der Organismus energetisch und ernährungsphysiologisch gut versorgt wird.

Grünkern ist früh geernteter Dinkel, der über Feuer gedarrt wurde. Dadurch wirkt er neutral mit erwärmender Tendenz. Er hat ein kräftiges Aroma und eignet sich gut für Eintöpfe und würzige Speisen im Winter oder bei Kälteempfindlichkeit. Auf Leber und Gallenblase wirkt er tonisierend und entgiftend. Im Frühjahr eignet er sich in Kombination mit Dinkel gut für eine Entschlackungskur.

• **Roggen** ist neutral mit erfrischender Tendenz. Seine harte Schale erfordert langes Kochen. Sein Geschmack ist süß und leicht bitter. Er wirkt gleichermaßen stärkend auf Körper und Geist. Neben Qi- und Substanzaufbau wird er zur Vertreibung von Feuchtigkeit verwendet.

Kochen im Einklang mit den Jahreszeiten

Für die gesunde, schwangere Frau gelten die gleichen Empfehlungen, die bereits in den ersten Kapiteln über eine ausgewogene Ernährung nach den Fünf Elementen erläutert wurden: Kochen Sie nach der Jahreszeit!

Gemüse und Obst hat in der Jahreszeit, in der es von Natur aus wächst, am meisten Energie. Ein gutes Kriterium, um dies selbst festzustellen, ist der Geschmack. Lauch schmeckt im Herbst am besten, wenn er richtig scharf ist, Spargel ist butterweich und süßlich-bitter im Mai, aromatische Erdbeeren bekommt man nur im Juni, und die kleinen, roten Paprika aus Ungarn schmecken nur einige Wochen im Herbst richtig süß.

Im Sommer braucht der Organismus mehr erfrischende Nahrung als im Winter. Verläuft die Schwangerschaft überwiegend in der warmen Jahreszeit, ist das Bedürfnis nach kühlenden, durstlöschenden Speisen groß. Thermisch erfrischende, gekochte Gemüse wie Spargel, Chinakohl, Zucchini, Aubergine, Mangold und rote Bete sollten im Sommer einen großen Teil der Nahrung ausmachen, außerdem Kompotte aus Früchten der Saison. Erwärmende Kräuter und Gewürze, die dem Feuerelement und somit dem Sommer zugeordnet sind – Thymian, Rosmarin, Oregano und edelsüßer Paprika – schaffen den Ausgleich zu den erfrischenden Nahrungsmitteln und tonisieren das Yang des Herzens. Auch bittere Salate wie Endivien, Rucola, Löwenzahn und Radicchio werden im Sommer besser vertragen als im Winter. Sie tonisieren das Yin des Herzens. Durch erwärmende Zutaten wie Schnittlauch, Petersilie und Dill können auch sie ausgeglichen werden. Beachten Sie bitte, dass Tomaten, Gurken und Südfrüchte ausgesprochen kalt sind und – regelmäßig gegessen – die Mitte (Milz und Magen) stark abkühlen.

Im Winter ist es die Aufgabe der Ernährung, dem Organismus ausreichend Yang-Energie zuzuführen, um der äußeren Kälte zu widerstehen. Gerade dadurch, dass sie in der kühlen Jahreszeit wachsen, haben nordeuropäische Lagergemüse – Kohl, Wirsing, Lauch und Karotten – reichlich Wärmeenergie, die durch langes Kochen und wenig scharfe Gewürze noch erhöht werden kann. Hühnersuppen und Rindfleischbrühen werden ebenfalls durch lange Kochzeiten über mehrere Stunden yangisiert (vergleiche Seite 25) und durch die Kombination mit erfrischenden Getreiden und Gemüsen in die Mitte gebracht. So sind sie schließlich ein hervorragendes, gut verdauliches Mittel, um Qi und Wärme zuzuführen und gleichermaßen Säfte und Blut zu stärken. Auch die dem Wasserelement zugeordneten Hülsenfrüchte eignen sich ausgezeichnet für winterliche Eintöpfe. Lang gekochte Hülsenfruchtgerichte werden durch Zugeben erfrischender Gemüse am Ende der Kochzeit energetisch ausgeglichen und verfeinert. Um die Nieren zu stärken und vor Kälte zu schützen, sind frischer oder geräucherter Fisch und Meeresfrüchte geeignet.

Im Frühling findet man auf dem Markt reichlich grünes Gemüse. Zusammen mit säuerlichem Obst und Beeren sowie mit den Getreiden des Holzelementes entgiftet und regeneriert es Leber und Gallenblase.

Im Herbst harmonisieren insbesondere Reis, Hafer und der scharfe Geschmack von Lauch, Zwiebeln und Gewürzen die Metallorgane Lunge und Dickdarm. Regelmäßig verwendet, helfen kleine Mengen scharf-warmer Gewürze, den Organismus bei zunehmender Kälte zu schützen.

Wenn Sie eine Zeit lang die thermische und geschmackliche Wirkung der Nahrungsmittel erprobt haben, werden Sie bald ganz von selbst spüren, wonach Ihnen der Sinn steht und Ihre Ernährung so steuern können, dass Sie und Ihr Kind optimal versorgt sind. In den Ausbildungsgruppen zum Ernährungsberater und in unseren Praxen konnten wir häufig Schwangerschaft und Geburt verfolgen und die Wirksamkeit der Fünf Elemente Ernährung bestaunen. Eine junge Frau aus einer Ausbildungsgruppe versicherte, dass sie es hauptsächlich ihrem Wissen über die chinesische Ernährungslehre zu verdanken hatte, dass sie in der Schwangerschaft genau spürte, was ihr gut tat und was nicht, und dass sie ihren Gelüsten guten Gewissens nachgeben konnte, weil sie schließlich wusste, wie die Nahrungsmittel wirken. Dafür dass sie am Ende auch noch eine leichte Geburt hatte, obwohl sie ihr erstes Kind zur Welt brachte, können wir natürlich nicht nur die gute Ernährung verantwortlich machen, aber wir freuen uns sehr, wenn diese ein wenig dazu beigetragen hat.

Ernährungsempfehlung für den Qi-Aufbau der Milz

Da die meisten Frauen heutzutage unter einem Qi-Mangel der Milz leiden (vergleiche Seite 59) und dieser gerade in der Schwangerschaft zu einer großen Belastung werden kann, wollen wir den Qi-Aufbau der Milz hier ein wenig ausführlicher behandeln. Die Zuhilfenahme der Nahrungsmittelliste verschafft zusätzlich einen Überblick über die thermische Wirkung der Nahrungsmittel. Der folgende Ernährungsplan kann natürlich auch allen nicht schwangeren Frauen und älteren Kindern als Richtlinie zur Stärkung der Mitte dienen.

Schränken Sie die folgenden Nahrungsmittel, Speisen und Getränke stark ein:
- Kalte und eisgekühlte Getränke
- thermisch kalte Getränke: Schwarztee, grüner Tee, Säfte aus Südfrüchten, Mineralwasser, saure Früchtetees
- thermisch kalte Nahrungsmittel: Tomaten, Gurken, Südfrüchte
- schwer Verdauliches: Schweinefleisch, Wurst, fette Speisen, Pommes frites
- Rohkost: rohes Gemüse
- Milchprodukte: Milch, Sauermilchprodukte, Quark, Käse
- weißer Zucker und alles, worin er enthalten ist; natürliche Süßmittel nur in kleinen Mengen
- Weißmehl und Weißmehlprodukte
- raffiniertes Speisesalz, industriell gefertigte Nahrung
- tiefgefrorene Speisen
- in der Mikrowelle erwärmte oder gekochte Speisen und Getränke
- scharf-heiße Gewürze (nur kleine Mengen).

Verwenden Sie stattdessen:
- Gekochte, leicht verdauliche Getreidesorten als Basis
- gekochte, nährende Gemüsesorten (zum Beispiel Karotten, Kürbis) mit kleinen Mengen an
- hochwertigen Proteinen aus Fleisch oder Hülsenfrüchten und
- leicht knackig gedünstetes anderes Gemüse
- aromatische Gewürze für die Verdaulichkeit der Speisen
- einfache Zusammenstellung mit nur wenigen Zutaten
- regelmäßiges Essen gekochter Speisen.

Gemüse: Karotten, Kürbis, Süßkartoffel, Kartoffel, Fenchel, Lauch, Mais, Zwiebeln, Frühlingszwiebeln, Kastanie, Weißkohl, weiße Rübe, Bohnen, Pastinake, Shiitakepilze und erfrischendes grünes Gemüse für das Blut: Mangold, Spinat, Brokkoli (siehe dazu den Plan für Blut-Aufbau).

Getreide: Rundkornreis, Süßreis, Hirse, geröstetes Gerstenmehl, Amaranth, Quinoa, Polenta, Haferflocken, Grünkern

Hülsenfrüchte: Erbsen, Linsen, Kichererbsen, schwarze Bohnen

Fleisch: Rind, Lamm, Ziege, Huhn, Gans, Hase, Rinder-, Lamm- und Geflügelleber, Hirsch

Fisch: Sardelle, Miesmuscheln, Shrimps, Karpfen, Hering, Makrele, geräucherter Fisch

Gewürze: Anis, Ingwer, Kardamom, Koriander, Nelke, Vanille, Zimt, Wacholderbeere, Kreuzkümmel, Kümmel, Basilikum, Bohnenkraut, Dill, Estragon, Majoran, Oregano, Rosmarin, Thymian, Bockshornkleesamen

Früchte: süße Äpfel, Aprikosen, Pflaumen, Pfirsiche, süße Kirschen, Kokosnuss, Litschis, Feigen, Datteln

Getränke: Fencheltee, Sternanistee, Süßholzwurzeltee, heißes Wasser, Apfel- oder Traubensaft mit heißem Wasser

Salate: als kleine Beilage: Feldsalat, Radicchio, Endivien, Lollo Rosso, Batavia, Sprossen, Schnittlauch, Petersilie

Sonstiges: Gerstenmalz, Reismalz, Palmzucker, Melasse, Ahornsirup, Honig, Vollrohrzucker, Walnüsse, Pistazien, Haselnüsse, Erdnüsse, Sesam

Fette: Olivenöl, Sesamöl, Walnussöl, Leinöl, Butter, geklärte Butter (Ghee)

Kochmethoden: dünsten, blanchierte Sprossen und Salate, Suppen, Eintöpfe, backen im Ofen

Tipp: Rinderkraftbrühe, Hühnerkraftbrühe, Fischsuppe.

Ernährungsempfehlung für den Blutaufbau

Eine der wichtigsten Untersuchungen bei der Schwangerschaftsvorsorge ist die Bestimmung des Hämoglobin-Wertes. Ist er zu tief, werden Eisen-Präparate verordnet. Die Diagnostik der chinesischen Medizin erkennt einen leichten Blutmangel an folgenden Zeichen: Müdigkeit, blasses Gesicht, bleiche Lippen, trockene Haut und Haare, Kribbeln der oder eingeschlafene Gliedmaßen, Lichtempfindlichkeit der Augen, Nachtblindheit, Verletzlichkeit. Da ein ausgeprägter Blutmangel zu einem ernsten Problem werden kann, sollte er behandelt werden. Die Schwäche des Blutes ist meistens eine Folge von Qi-Mangel. Zusammen mit Herz und Nieren ist die Milz für die Blutbildung verantwortlich. Erzeugt sie nicht genug Qi aus der Nahrung, wird zu wenig Blut gebildet. Schlechte Ernährung, austrocknende Genussmittel wie Kaffee, Schwarztee, Rotwein und emotionaler Stress begünstigen oder verursachen den Blutmangel. Von außen zugeführtes Eisen in Form von Präparaten zeigt meist wenig Wirkung, denn aufgrund der Qi-Schwäche kann das Eisen nicht resorbiert werden. Um einem Blutmangel vorzubeugen oder einen leichten Blutmangel auszugleichen, ist die Ernährung das geeignete Mittel *wobei die erste Zielsetzung darin besteht, das Qi der Milz aufzubauen (siehe oben).*

Folgende Nahrungsmittel müssen vermieden werden:
• Siehe Qi-Aufbau der Milz auf Seite 87
• Kaffee, Schwarztee, Kakao, Rotwein (weil sie das Blut austrocknen)
• grüner Tee, Yogitee
• große Mengen scharfe Gewürze.

Verwenden Sie neben den Milz-Qi-aufbauenden Nahrungsmitteln die folgenden:
• Getreide: Süßreis, Reis, Gerste
• alle thermisch erfrischenden Gemüse, gekocht oder kurz gedünstet
• täglich kurz gekochtes, grünes Gemüse: Spinat, Mangold, Brokkoli und so weiter
• Salat: Feldsalat, Sprossen, kleine Mengen Blattsalate
• Obst: rote Trauben, süße Kirschen
• Fleisch: Hühnerleber, Lammleber, Rinder- und Kalbsleber, Hühnersuppe, Rindfleischbrühe, Huhn
• Fisch: frischer Tintenfisch beziehungsweise Calamari

- Hülsenfrüchte: schwarze Bohnen
- Fette: Sesamöl, Nachtkerzenöl, Borretschsamenöl
- Sonstiges: Eigelb, Melasse
- Getränke: roter Traubensaft mit Wasser gemischt, Apfelsaft, süßer Kirschsaft (ohne Zucker), im Sommer kleine Mengen milden Früchtetees, Karottensaft.

Kraftsuppen aus Rinderknochen, Rindfleisch oder Huhn sind eine wichtige Medizin für die werdende Mutter, um Qi und Blut aufzubauen. Für Vegetarierinnen gibt es hierfür leider keinen adäquaten Ersatz. Auch ich bin keine begeisterte Fleischesserin, aus sozialen, politischen und ethischen Gründen. Große Mengen Fleisch sind natürlich schwer verdaulich und der Gesundheit abträglich, kleine Mengen jedoch, dünn geschnitten und mit Gemüse gekocht oder als Suppe sind äußerst wirksam für den Qi- und Blutaufbau. In den Phasen, in denen das Baby extrem viel Nahrung von der Mutter braucht, im Bauch oder an der Brust, helfen kleine Mengen Fleisch und Fleischbrühen der Mutter über die Runden. Auch ohne dass sichtbare Anzeichen für einen Qi- oder Blutmangel vorliegen, werden in dieser Zeit die Reserven der Mutter stark angegriffen.

Im folgenden drei Rezepte für den Qi- und Blutaufbau:

Süßreis-Apfel-Frühstück

F   Heißer Topf,

E   etwas Butter oder Ghee, süßes Obst: Apfel, Aprikose oder Pfirsich, klein geschnittene, getrocknete Feigen,
    1 TL Sesammus, roten Traubensaft oder Karottensaft,

E   gekochten Süßreis,

M   gemahlenen Kardamom,

W   eine kleine Prise Salz,

H   etwas geriebene Zitronenschale zufügen,
    und einige Minuten dünsten.

Tipp: Kochen Sie Süßreis zusammen mit Amaranth (1 EL Amaranth auf 1 Tasse Süßreis).

Rindfleischsuppe

W   Einen großen Topf mit kaltem Wasser aufsetzen,

H   einige Spritzer Zitronensaft,

F   Lorbeerblätter,

E   Rindfleisch und Rinderknochen,

Möhre und Fenchel dazugeben, erhitzen und 3-6 Stunden köcheln. Je länger die Kochzeit, desto stärker ist die Qi-aufbauende und erwärmende Wirkung. Knochen, Fleisch und das Gemüse herausnehmen. Bei einer kurzen Kochzeit kann das Fleisch wieder in die fertige Suppe gegeben werden.

E   Klein geschnittenes Gemüse: Karotten, Stiele vom Brokkoli,

M   Kohlrabi dazugeben und köcheln, bis das Gemüse halb gar ist.

W   Etwas Sojasoße,

H   Petersilie,

F   Basilikumblätter,

E   Broccoliröschen, fein geschnittener Mangold und

M   etwas Pfeffer dazugeben.

W   Mit Salz und

H   Zitronensaft abschmecken und noch einige Minuten köcheln.

Gemüsesuppe für Vegetarier

E   Grob geschnittenes Gemüse: Kohl, Karotten, Sellerie und – je nach Saison – Blumenkohl, Erbsen, grüne Bohnen oder Wirsing,

M   geviertelte Zwiebeln, in Streifen geschnittenen Lauch, etwas geraspelten Ingwer in einen Topf geben und

W   reichlich kaltes Wasser darübergießen.

H   Spritzer Zitrone und

F   einige Wacholderbeeren zum Kochen bringen und 2-3 Stunden köcheln. Eventuell pürieren.

E   Röschen vom Brokkoli, grobblättrig geschnittene Champignons zugeben und nochmals einige Minuten köcheln.

M   Frischen, klein geschnittenen Schnittlauch drüberstreuen,

W   mit Salz oder Sojasoße abschmecken.

Ernährungsempfehlung bei übermäßiger innerer Hitze

Da viele Säfte (Yin) an das Kind gehen, nimmt das Yang (Wärme) im Organismus der Mutter im Verlauf der Schwangerschaft zu. Dies äußert sich, wie bereits erwähnt, in Verlangen nach Saurem. Je nach Konstitution der Frau kann der Yangisierungsprozess schwächer oder stärker ausgeprägt sein.

Typische Anzeichen für innere Hitze sind folgende: Hitzeempfindungen, rötliche Gesichtsfarbe, übermäßiges Schwitzen, viel Durst, innere Unruhe, Schlafstörungen, heiße Handflächen und Fußsohlen, Neigung zu Bluthochdruck. Oft machen Frauen, die unter diesen Beschwerden leiden, den Fehler, sich fast ausschließlich von thermisch kalten Nahrungsmitteln zu ernähren: Salat, Rohkost, Joghurt, andere Milchprodukte, Obst, Südfrüchte und kalte Getränke. Da diese kalte Ernährungsweise den Mittleren Erwärmer (Milz und Magen) stark abkühlt, können leicht Qi-Mangel-Symptome auftreten: Konzentrationsmangel, Verdauungsbeschwerden und Wassereinlagerungen. Diese Symptome weisen darauf hin, dass auch das Kind nicht optimal versorgt wird.

Wenn der Körper nach Erfrischung verlangt, muss man dem nachgehen, aber mit Rücksicht auf die Mitte. Milz und Magen müssen durch gekochte Gerichte warm gehalten werden. Allerdings dürfen sich diese Speisen jetzt überwiegend aus erfrischendem Gemüse, Getreide und Obst zusammensetzen. Auch kleine Mengen Rohkost, Salat, rohes Obst und Milchprodukte sind in Kombination mit warmen Gerichten erlaubt. Als Getränke sind roter Traubensaft mit Wasser, Apfelsaft, Früchtetee, Malventee, Hibiskustee, Melissentee und Verbenentee zu empfehlen. Der zu Hitze neigenden Frau wird es – sofern sie auf ihre innere Stimme hört – leicht fallen, auf alles Erhitzende zu verzichten. Alle thermisch heißen Nahrungsmittel müssen vermieden und die warmen zugunsten der erfrischenden reduziert werden (siehe Nahrungsmittelliste).

Vermeiden Sie also:
Scharfe-heiße und -warme Gewürze (Pfeffer, Cayenne, Paprika, Curry, Ingwer, Zimt, Muskat), Knoblauch, Lauch, rohe Zwiebel, Ha-

fer, Essig, Kaffee, Kakao, Schwarztee, Fencheltee, Alkohol (!), gegrilltes oder scharf angebratenes Fleisch und Lammfleisch.

Ernährungsempfehlung bei Heißhunger auf Süßes

Mit fortgeschrittener Schwangerschaft steigt auf natürliche Weise das Verlangen nach Süßem. Die Milz kontrolliert den Geschmackssinn und gibt ihrem Verlangen nach dem Geschmack, der sie stärkt, Ausdruck. Das wachsende Kind im Mutterleib zieht mehr und mehr Qi aus der Milz der Mutter ab, sodass die Milz nach und nach in einen Energiemangel gerät. Frauen, die konstitutionell einen Qi-Mangel der Milz mitbringen, leiden häufig von Anfang an unter Heißhunger auf Süßes. Natürlich ist gerade dann der Griff nach Schokolade und Keksen verführerisch. Da weißer Zucker jedoch zusätzlich das Qi der Milz schwächt, wäre es unklug, gerade jetzt, da das Kind besonders viel Energie braucht, diese durch Süßigkeiten zu schmälern. Um so wichtiger ist die Tonisierung der Milz durch gesunde süß-neutrale und süß-warme Speisen. Zwischen sieben und elf Uhr morgens haben Magen und Milz ihren energetischen Höhepunkt. Wenn sie in dieser Zeit mit einem warmen Getreidefrühstück verwöhnt werden, reduzieren sich die Süßgelüste ganz von selbst. Zwischendurch können dann gesunde Süßigkeiten den Heißhunger von zuckerhaltigen Süßigkeiten ablenken:

Mit Honig oder Vollrohrzucker gesüßte Früchteriegel und Müsliriegel, Trockenfrüchte wie Feigen, Aprikosen, Datteln, Rosinen und Nüsse.

Ernährungsempfehlung bei Verlangen nach Salz

Salziger und süßer Geschmack bedingen einander: Je mehr Süßigkeiten gegessen werden, desto mehr Lust auf Salziges entsteht; denn Salz trocknet die übermäßige Befeuchtung des Organismus durch Süßes auf ungesunde Weise wieder, indem es den Organen Blut und Säfte entzieht und im Gewebe in Form von Wasser einlagert. Dieser Prozess gipfelt schließlich in Ödemen.

Gerade in der Schwangerschaft sind die Nieren, die für die Ausscheidung des Wassers zuständig sind, sehr großen Belastungen ausgesetzt: Zum einen werden sie durch das Wachstum des Kindes räumlich bedrängt, zum anderen müssen sie vermehrt Yang-Qi und Jing-Qi für die Versorgung von Mutter und Kind bereitstellen.

Minderwertiges Industrie-Kochsalz (Natriumchlorid) schwächt die Nieren. In vielen Nahrungsmitteln – beispielsweise in Wurst, Käse, Fertiggerichten, Fertigsoßen und Brot – ist es übermäßig vorhanden, wodurch die meisten Menschen zu viel Salz zu sich nehmen. Wenn man an den salzigen Geschmack von Fertiggerichten oder Wurst gewöhnt ist, fällt es anfangs schwer, natürlich schmeckende Nahrungsmittel ohne viel Salz zu mögen. Dabei gilt zum einen die Regel wie bei so vielen Geschmäckern, dass wenig stärkend und zu viel schädigend wirkt. Zum anderen ist es die Qualität, die entscheidet, ob ein Nahrungsmittel zum Lebensmittel wird. Statt minderwertigem Industrie-Kochsalz ist hochwertiges Salz in der Schwangerschaft besonders wichtig zur Stärkung der Nieren und zum Verhindern von Bluthochdruck. Im Handel gibt es eine gute Auswahl an Salzen, die – soweit es die Umwelt erlaubt – relativ schadstoffarm sind. Da auch Meere verunreinigt sind, empfehle ich gerne das Steinsalz aus der Tiefsee oder das Himalajasalz (beides im Bioladen erhältlich). Shoyu und Tamari, beides Sojasoßen aus dem Bioladen, sind ebenso gute Möglichkeiten, um Geschmack an die Speisen zu bringen und die Nieren zu stärken. Sojasoße wird erst nach dem Kochen zugegeben, damit die Enzyme, die der Verdauung helfen, erhalten bleiben.

Indem man beim Kochen von Getreide auf Salz und Instant-Gemüsebrühe verzichtet und ansonsten sparsam damit umgeht, entwickelt sich schließlich wieder der Geschmackssinn für natürliche Süße und für den Eigengeschmack der Nahrungsmittel, sodass Gerichte etwa im Restaurant schon bald viel zu salzig schmecken. Um die Nieren und somit die Wasserausscheidung zu unterstützen, können Nahrungsmittel aus dem Wasserelement verwendet werden: Fisch, Hülsenfrüchte, kleine Mengen Algen (Wakame oder Hizijiki, im Naturkostladen erhältlich) und Agar-Agar (Geliermittel aus Algen hergestellt, erhältlich in Naturkostläden). Algen enthalten sehr viele Mineralien, insbesondere Jod (nicht verwenden bei Schilddrüsenerkrankung mit Jodempfindlichkeit). Man gibt ein fingerlanges Stückchen der Wakame-Alge oder einen Esslöffel Hizijiki-Alge zum Kochwasser von Gemüse- oder Fleischsuppen und von Hülsenfrüchten. Dadurch gewährleistet man die gute Mineralienversorgung von Mutter und Kind. Wenn ausreichend Mineralien im Organismus verfügbar sind, ist der Mensch weniger gefährdet durch radioaktive Strahlen – ein Aspekt, der heute leider auch beachtet werden muss.

Ernährungsempfehlung bei übermäßigem Durst

Wir werden oft von Frauen gefragt, wie viel sie in der Schwangerschaft trinken sollten und ob sie sich an die *Drei-Liter-Pro-Tag-Regel* in Form von Mineralwasser halten sollten, um ihre Nieren zu entlasten. Aber beanspruchte Nieren werden durch viel Trinken nicht gestärkt. Im Gegenteil, sie müssen vermehrt Arbeit leisten. Die Empfehlung, viel zu trinken, könnte bei einer Ernährung mit Fertigprodukten, Brot, Wurst und Käse sinnvoll sein, um den Organismus von unerwünschten Stoffen (Toxinen) wieder zu befreien.

Gesund ist es dagegen, dem Organismus aus saftigen Speisen Säfte zuzuführen. Das Prinzip ist einfach: Essen Sie gekochtes Getreide, reichlich gedünstetes Gemüse und Obstkompotte und trinken Sie ihrem Durst entsprechend. Mineralwasser kann nur in kleinen Mengen empfohlen werden, da es zu viel Salz und Mineralien enthält, die ohnehin nur in sehr kleinen Mengen vom Körper aufgenommen beziehungsweise verarbeitet werden können. Mineralwasser ist außerdem thermisch kalt; es ist um so kälter, je mehr Salz und Mineralien es enthält. Kohlensäure prickelt zwar angenehm im Hals, reizt aber den Magen und ist ein Stoff, der eigentlich gar nicht in den Körper kommen sollte! Um Wasseransammlungen vorzubeugen und die Nieren zu stärken, kann neben den bereits erwähnten Säften und Tees auch Maisbarttee (in Kräuterhäusern und Apotheken erhältlich) verwendet werden. Man gibt einen Esslöffel Tee auf einen Liter Wasser und lässt ihn etwa zehn Minuten ziehen. Maisbarttee wirkt leicht erfrischend und reduziert überschüssiges Yang. Aber das einfachste Mittel, um den Durst zu löschen, ohne den Körper zu belasten, ist immer noch Leitungswasser, und zwar gefiltert und heiß. Probieren sie das einfache ayurvedische Rezept: Lassen Sie Leitungswasser 20 bis 30 Minuten köcheln und ein paar Minuten stehen, dann vorsichtig abgießen. Viele Menschen, denen ich dazu geraten habe, können gar nicht mehr anders als schlückchenweise heißes Wasser trinken, je nach Aktivität mal mehr oder weniger. Es wirkt ausgleichend, indem es befeuchtet, anregend und scheidet Überschüssiges (wie Schlacken im Gewebe, Toxine) aus.

Zum Thema Milch und Calcium

Vielen Frauen wird von ärztlicher Seite geraten, viel Milch zu trinken, um ihren Calcium-Bedarf zu decken. Hierbei wird leider übersehen, dass Trinkmilch grundsätzlich kein Nahrungsmittel für Erwachsene ist, denn die zur Milchverdauung benötigten Enzyme sind in seinem Verdauungstrakt gar nicht mehr vorhanden. Milch wird demzufolge nur unzureichend verdaut und bildet Schlacken im Körper. Außerdem führt sie zu Feuchtigkeits- und Schleimansammlungen. Da Calcium in Getreide nicht ausreichend vorhanden ist, muss es aus anderen Nahrungsmitteln bezogen werden. Einfach und praktikabel ist die tägliche Verwendung des calciumreichen Sesam, in Form von Tahin oder selbst geröstet und gemörsert, damit der Körper die Vitalstoffe entziehen kann.

Folgende Lebensmittel sind reich an Calcium: Algen, Sojabohnen, Amaranth, Quinoa, Hirse, Mandeln, Nüsse, getrocknete Feigen, Bierhefeflocken, alle grünen Gemüse wie Brokkoli, Grünkohl, Petersilie, Schnittlauch, Kresse, Spinat, Mangold, außerdem Sauermilchprodukte, Käse und Sahne.

Genussmittel und zu vermeidende Nahrungsmittel

Da die Frau nun die Verantwortung für ihr Kind mitträgt, sollte sie sich Gedanken machen, welche Genussmittel ihr zur Gewohnheit geworden sind und welche Auswirkungen diese auf das Kind haben.

Bohnenkaffee ist bitter-warm und austrocknend. Er schwächt Säfte und Blut, und er beschleunigt den Herzschlag von Mutter und Kind. Die Gefahr aller Genussmittel besteht in der Abhängigkeit. Um sich dem Kaffee zu entwöhnen, sollte man ihn mehr und mehr verdünnen, bis man ihn schließlich durch andere Getränke wie beispielsweise Getreidekaffee ersetzen kann. Mehr als ein bis zwei Tassen dünner Kaffee sollte auch in der Entwöhnungszeit nicht getrunken werden. Unruhe und Schlafstörungen bei Säuglingen sind häufig auf den Kaffeekonsum der Mutter in der Schwangerschaft zurückzuführen.

Schwarztee macht ebenfalls süchtig und wirkt genauso austrocknend auf Säfte und Blut wie Kaffee. Er ist jedoch thermisch kalt, wodurch er zusätzlich Milz- und Nierenenergie schwächt. Beide Wirkungen sind für Mutter und Kind nicht gut. Banchatee, der in Naturkostläden angeboten wird, ist weniger stark fermentiert als Schwarztee. Übergangsweise kann er, in kleinen Mengen getrunken, den Übergang zu Kräutertees erleichtern.

Grüner Tee wirkt – genauso wie Schwarztee – austrocknend und kalt. Da er eine spezielle Meridianwirkung auf die Nieren hat, kühlt er diese sehr schnell ab. Er bietet also leider auch keine Alternative.

Cola ist ein Getränk, von dem insbesondere Menschen mit schwachen Nieren abhängig werden, weil sie die anregende Wirkung als Ersatz für ihren fehlenden Antrieb brauchen. Da die immensen Mengen *Zucker*, die in diesem Getränk enthalten sind, ebenfalls süchtig machen und Milz und Nieren schwächen, ist das Ansteigen des Cola-Verbrauchs vorprogrammiert. Ein Ausstieg ist nur möglich, wenn man diesen Teufelskreis radikal durchbricht und sich mit seiner Antriebsschwäche, die ursprünglich die Sucht erzeugt hat, konfrontiert. Nur so ist es möglich, den fehlenden Antrieb, durch gesunde Nahrungsmittel statt durch Zucker und Cola zu stärken.

Während sich beim Kaffee-Entzug gezeigt hat, dass man sich selbst überlisten kann, indem man ihn immer dünner macht, funktioniert der Zuckerentzug anders: Man muss Zucker konsequent meiden, um sich seiner unnatürlichen Süße zu entwöhnen. Bei gleichzeitigem Qi-Aufbau der Milz und der Gewöhnung an natürliche Süßmittel und damit zubereitete Süßigkeiten dauert die Umstellung in vielen Fällen sogar nur wenige Tage. Erst wenn man wirklich abstinent geworden ist, kann man sich hier und da, vielleicht einmal pro Woche, etwas Zuckersüßes leisten. Das wichtigste ist, dass man nicht davon abhängig ist und jeden Tag Schokolade braucht. In der Schwangerschaft begünstigt Zucker Wasseransammlungen, und er wirkt Lebensfreude und Herzenswärme entgegen, da er die Herzenergie schwächt.

Alkohol in der Schwangerschaft war in den letzten Jahren ein beliebtes Forschungsobjekt. Lange Zeit galt, dass ab und zu ein Gläschen ohne wesentliche Wirkung auf das Kind bleibt. Inzwischen hat man jedoch herausgefunden, dass selbst kleine Mengen Alkohol die Entwicklung des Fötus in den ersten drei Monaten negativ beeinflussen. Wie dem auch sei, neun Monate sind im Vergleich zu einem ganzen Leben eine relativ kurze Zeit. Durch ihre Abstinenz trägt die Mutter in jedem Fall dazu bei, dass das Kind in ihrem Bauch das Beste aus den von ihm mitgebrachten Anlagen machen und sein geistiges Potenzial voll entfalten kann.

Aus energetischer Sicht wirkt Alkohol zerstreuend auf Qi und geistige Fähigkeiten. Außerdem erhöht er das Yang der Leber, das – wie bereits erwähnt – in der Schwangerschaft ohnehin schon hoch genug ist. Die Qi-zerstreuende Wirkung begünstigt die Bildung von Feuchtigkeit und die Entstehung von Wasseransammlungen im Gewebe; das wiederum hat schwaches Bindegewebe und unnötige Gewichtszunahme zur Folge.

Auch *Zigaretten* sind möglicherweise ein heikles Thema. Jeder Raucher weiß, was es bedeutet, mit dem Rauchen aufzuhören. Glücklicherweise trägt die Empfindlichkeit der schwangeren Frau wesentlich dazu bei, dass sie von selbst eine Abneigung gegen Zigaretten entwickelt. Mit etwas Disziplin ist es dann meistens schon geschafft. Selbstverständlich ist Rauchen auch aus der Sicht der chinesischen Medizin schädlich. Es erschöpft Blut und Säfte und verringert die Durchblutung. Außerdem werden Giftstoffe im Organismus abgelagert. Um dem Kind den bestmöglichen Entwicklungsraum zu schaffen, empfiehlt es sich deshalb, die Schwangerschaft zu planen und bereits einige Monate vorher mit dem Rauchen aufzuhören. Hier sollten sich auch die werdenden Väter angesprochen fühlen; denn toxische Stoffe, die sich im Organismus angesammelt haben, schmälern die Qualität der Nierenenergie. Um das Optimum für das Kind bereitzuhalten, sollten Männer wie Frauen am besten bereits einige Monate vor der Zeugung einen *reinen* Lebenswandel in Bezug auf Zigaretten, Alkohol und andere Genussmittel führen. Außerdem hemmt Rauchen die Zeugungsfähigkeit beziehungsweise die Fruchtbarkeit. Die alten Chinesen würden vielleicht sagen, das Kind suche sich lieber einen Platz, an dem es bessere Umstände vorfindet.

Wenn es unmöglich erscheint, auf Genussmittel zu verzichten, sollte man sich ruhig einmal ganz grundsätzlich fragen, ob man überhaupt bereit ist, sich auf ein Kind einzustellen. Vielleicht ist ja der Kinderwunsch einfach ein Konzept, das sich im Laufe der Jahre festgesetzt hat und nie revidiert wurde. Sicherlich versprechen sich die meisten Eltern mehr Glück, mehr Freude und mehr Erfüllung in ihrem Leben durch ein Kind. Wenn man dann aber die Eltern so anschaut, ist nicht bei allen dieses Glücksgefühl über ihr Kind spürbar. Um sich selbst eine glückliche Elternschaft und dem Kind eine glückliche Kindheit zu verschaffen, muss im Vorfeld einiges getan werden: in Bezug auf Ernährungsgewohnheiten und in Bezug auf die geistige Einstellung. Einer unserer Lehrer in chinesischer Medizin, selbst Vater von drei Kindern, pflegte zu sagen:»Sich neun Monate zu bemühen, spart zwanzig Jahre Arbeit.«

BESCHWERDEN IN DER SCHWANGERSCHAFT

Frühmorgendliche Übelkeit

Unangenehme Flauheit im Magen oder richtige Übelkeit hat zwei Hauptgründe: Entweder man hat etwas Falsches gegessen, oder frau ist schwanger. Im ersten Fall ist es nach ein paar Stunden oder Tagen vorbei. Im zweiten Fall kann es Monate dauern und das Lebensgefühl erheblich beeinträchtigen. Flauheit und Übelkeit in der Schwangerschaft können von Geruchsempfindlichkeit, Schwindel, Appetitlosigkeit und Erbrechen begleitet sein. Körperliche und seelische Veränderungen sind ja so immens, dass einem im wahrsten Sinne des Wortes ganz flau wird. Was gibt es Aufregenderes, als einen kleinen Menschen in sich wachsen zu lassen? Und auch noch die ganze Verantwortung für ihn zu tragen! Für einen Außenstehenden und sogar zu Beginn für die Frau selbst ist dieser Zustand kaum vorstellbar. Und doch wächst die Frau in die Rolle der werdenden Mutter und in ihre Verantwortung hinein, verliert ihre flauen Gefühle und damit ihre morgendliche Übelkeit. Sie befindet sich wieder in ihrer Mitte, um als werdende Mutter, normalerweise stabiler als je zuvor, nun ihre wahre Kraft zu entdecken.

Diese Übelkeit kann morgens vor dem Frühstück oder zu jeder anderen Tageszeit auftreten. Dass manche Frauen darunter leiden und andere nicht, oder manche nur Flauheit erleben, andere starke Übelkeit mit Erbrechen, hat eine Beziehung zum bestehenden Zustand des Verdauungstrakts der Frau.

Im ersten Trimester der Schwangerschaft spielen sich im Ren und Chong Mai tief greifende Veränderungen ab. Blut-, Essenz- und Nieren-Energie der Mutter nähren den Fötus, wodurch das Blut und Qi der Nieren der Mutter in eine relative Leere geraten können. Das Qi des Chong Mai rebelliert nach oben in Richtung des Magens und des Brustkorbs. Es stört das Absteigen des Magen-Qi, wodurch Übelkeit und Erbrechen entstehen.

Aus energetischer Sicht gibt es zwei Gründe, warum das Magen-Qi Beschwerden in den ersten Schwangerschaftsmonaten verursacht:
1. Bei einer konstitutionellen Schwäche von Milz und Magen richtet sich das in Fülle vorhandene Qi im Chong Mai (vergleiche Seite 76) gegen den Energiefluss des Magens, der normalerweise von oben nach unten verläuft und dreht diesen um. Die gleiche Umkehrung des Magen-Qi findet statt, wenn man etwas Falsches gegessen hat und der Magen sich so schnell wie möglich seines Inhalts entledigen will.
  Leichte morgendliche Übelkeit bei leerem Magen weist auf eine Milz- und Magen-Qi-Leere hin. Kommt es zum Erbrechen dünner, klarer Flüssigkeiten ist dies ein Zeichen für Kälte und Leere

der Milz. Warme, leicht verdauliche, gekochte Speisen und aromatische Gewürze stabilisieren die Mitte.

2. Der zweite Grund kann eine konstitutionell bedingte Fülle der Leber sein – das Qi der Leber stagniert, woraus sich Hitze bilden kann. Ärger, Wut, Frustration, Stress oder falsche Ernährung können den freien Fluss des Leber-Qi blockieren. Jeder kennt das Gefühl, sich blockiert zu fühlen, nicht im Fluss zu sein. Anstatt mit Leichtigkeit und Frohsinn die täglichen Herausforderungen zu meistern, ist Vieles eine Hürde. Kleine Dinge können einen in Aufregung versetzen, wo doch die Gelassenheit die Tugend der Leber ist. Da der Lebermeridian unter anderem durch den Magen verläuft, verbindet sich seine Energiefülle mit der des Chong Mai und richtet sich wiederum gegen den Energiefluss des Magens und kehrt ihn um. Aufgrund der Yang-Fülle des Lebermeridians entsteht außerdem Hitze im Magen. Neben der Übelkeit bewirkt dies schlechten oder bitteren Mundgeschmack am Morgen, Zahnfleischbluten, Zahnfleischentzündungen und eventuell Sodbrennen. Typisch für die Fülle/Hitze-Symptomatik der Leber und des Magens ist das Auftreten von Übelkeit und Erbrechen saurer oder bitterer Flüssigkeiten nach dem Essen.

Wenn die Frau starke Beschwerden hat und über Wochen nichts bei sich behalten kann, kommt sie natürlich völlig von Kräften. Bevor dies geschieht, sollte sie sich in Behandlung begeben. Im Rahmen der TCM können erfahrene Therapeuten mit Akupunktur und Kräutertherapie bewirken, dass das Magen-Qi wieder in die richtige Richtung fließt, und helfen, die Ursache des Geschehens – sei es der Qi-Mangel oder die Leber-Qi-Stagnation – mit Hitze zu beseitigen.

Bezüglich der Ernährung sollte Folgendes beachtet werden:
1. Im ersten Fall, da die Ursache der Übelkeit eine Schwäche von Milz und Magen ist, muss geduldig und behutsam das Qi des Mittleren Erwärmers aufgebaut werden. Beachten Sie hierzu den Ernährungsplan zum Qi-Aufbau der Milz (vergleiche Seite 87). Gleichzeitig muss die Frau auf alles verzichten, was sie schwächt. Neben den im Ernährungsplan aufgeführten abkühlenden, Qi-losen und

schwer verdaulichen Nahrungsmitteln sind dies: übermäßige Konzentration, intellektuelle und körperliche Überanstrengung, Grübeln und Sichsorgen, Kälte und Feuchtigkeit von außen.

Vorschläge fürs Frühstück:
- Hirse mit Kardamom und gekochten Linsen
- Reis-Congee mit Möhren
- Haferflocken-Porridge mit frischem Ingwer
- Rinderkraftbrühe, Hühnerkraftsuppe
- Hokaidokürbis gedämpft
- frischer Ingwertee
- Kardamom-Koriander Tee.

2. Im zweiten Fall, da die Übelkeit mit Leber- und Magenhitze einhergeht, ist es wichtig, alle heißen Nahrungsmittel zu vermeiden, und warme zugunsten von erfrischenden zu reduzieren. Die folgenden Ernährungsempfehlungen senken die Hitze des Magens, wobei das erfrischende Frühstück gerade in der energetischen Hoch-Zeit des Magens am Morgen besonders harmonisierend wirkt:

Vorschläge fürs Frühstück:
- Geschroteter, gekochter Weizen und Hirse mit Birnen, etwas Dickmilch und Gerstenmalz.
- Reis mit gedünstetem Apfel, Birne oder Kiwi und etwas Joghurt, kann mit etwas Birnendicksaft gesüßt werden.
- Brot aus fein gemahlenem Weizen mit Avocado und Tomate.

Erfrischende Gemüse:
- Nachtschattengewächse wie Tomaten, Aubergine, Kartoffel.
- Staudensellerie, Chinakohl, gedünstete Salatgurken, gedünstete Sojasprossen, gedämpfter Chicorée.
- *Getreide:* Rundkornreis, Hirse, Weizen, Dinkel, Gerste.
- *Getränke:* Selleriesaft, Maisbarttee, Hibiskustee, Malventee, Pfefferminztee, Weizentee.

1 und 2: In beiden Fällen müssen alle scharf-heißen und scharf-warmen Nahrungsmittel (bitte in der Nahrungsmittelliste nachlesen) ver-

mieden werden, da sie die Energie zu sehr nach oben bringen und die Beschwerden verschlimmern. Dies sind im Wesentlichen alle scharfen Gewürze, Knoblauch, Zwiebeln und Lauch. Bitte achten Sie auch auf versteckte scharfe Gewürze, wie sie beispielsweise in Pizza oder Tsatsiki enthalten sind. Kaffee muss aufgrund seiner Reizwirkung auf den Magen ebenfalls vermieden werden. In beiden Fällen 1 und 2 hat sich *Kuzu* bewährt.

Kuzu ist Mehl aus der wilden Pfeilwurzel, das in Naturkostläden zum Eindicken von Süßspeisen und Soßen angeboten wird. Es ist völlig geschmacksneutral. Seine leicht kühlende und beruhigende Wirkung auf Magen und Darm liegt an seiner schleimigen Konsistenz, wodurch die Innenwände des Magens und des Verdauungstraktes ausgekleidet werden. Kuzu senkt das Yang des Magens und baut Säfte auf.

Rezept: Erhitzen Sie eine große Tasse Birnensaft. Rühren Sie einen Teelöffel Kuzu mit etwas kaltem Birnensaft an, damit es sich auflöst. Geben Sie das angerührte Kuzu in den heißen Birnensaft und lassen Sie es kurz aufkochen. Der Saft sollte nun eine dickflüssige Konsistenz haben. Trinken Sie den schmackhaften Brei als erste Mahlzeit vor dem Frühstück oder wann immer Sie die Übelkeit überkommt.

Erste Hilfe Ernährungs-Tipps
- Hirsesuppe: 1 Tasse Hirse auf 10 Teile Wasser 1-4 Stunden köcheln lassen und mehrmals am Tag davon essen. Besonders empfohlen bei Erbrechen und Gewichtsverlust.
- Auf einer Kardamomkapsel kauen.
- Die Zunge mit frischem Ingwer abreiben.
- Geriebene Orangenschale zum Essen geben.
- Tee aus frischem Ingwer kochen: Eine 1 cm dicke Scheibe Ingwer in 1 l Wasser 20 Min. köcheln. Schlückchenweise einnehmen.
- Frische Pomelo oder Grapefruit essen.

Ödeme

Gegen Ende der Schwangerschaft, etwa ab dem siebten Monat, ist es normal, wenn abends oder nach längerem Stehen die Beine dick werden, ohne dass andere Symptome auftreten. Diese Ödeme sind nach der Geburt wieder verschwunden.

Unphysiologisch und das gesunde Körpergefühl der Frau beeinträchtigend sind Wasseransammlungen in Armen und Beinen zu einem früheren Zeitpunkt. Zwei unterschiedliche energetische Prozesse können hierfür verantwortlich sein:

Fall 1: Werden in der Schwangerschaft viel abkühlende und befeuchtende Nahrungsmittel – Rohkost, Salat, Südfrüchte, Obst- und Gemüsesäfte, kalte Getränke und Milchprodukte – gegessen beziehungsweise getrunken und besteht zusätzlich eine konstitutionelle Qi-Schwäche der Milz, führen diese beiden Komponenten zusammen zu einer Milz-Yang-Schwäche, einem Mangel an Wärmeenergie der Milz. Da die Milz die Umwandlungsstätte für Nahrung in Energie und Blut ist, kommt es durch Milz-Qi- und Yang-Mangel zu einem Mangel an Nährstoffen, in einer Zeit, in der die Blutmenge erheblich erweitert sein sollte. Die Anzeichen für dieses Geschehen sind: geschwollenes Gesicht und verquollene Augen frühmorgens, breiiger Stuhl, mehrmals täglich Stuhlgang oder Durchfall, blass-gelbliche Gesichtsfarbe, Appetitlosigkeit, Kraftlosigkeit oder Schweregefühle in Armen und Beinen und Mangel an Durst. Aufgrund der Milzschwäche werden Säfte im Körper nicht mehr umgewandelt und abtransportiert. Sie lagern sich in Form von Wasser im Gewebe ein.

Therapeutische Zielsetzung durch Ernährung:
• Qi-Aufbau der Milz (vergleiche Seite 87)
• Vertreiben der Feuchtigkeit.

Hochwertige Proteine unterstützen die Blutbildung und halten die Flüssigkeiten im Blut. Bauen Sie regelmäßig Hülsenfrüchte, Fleisch, Fisch, Butter, Sahne und Ei in Ihren Speiseplan ein.

Verzichten Sie auf Fertigprodukte und schränken Käse- und Wurstverzehr ein, reduziert sich die Aufnahme von versteckten Salzen von selbst. Sie sollten dann auf eine ausreichende Menge an hochwertigem Salz achten: je nach Körpergewicht 1 bis 4 TL pro Tag (pro 70 Kilo Körpergewicht 1 Tl).

Vermeiden Sie: Milchprodukte außer Butter und Sahne, Brotmahlzeiten, Rohkost, Südfrüchte, thermisch kalte Nahrungsmittel und Getränke, Gurken, Tomaten, Birnen, Sprossen, Rhabarber, alles sehr süß Schmeckende: Ahornsirup, Honig, Vollrohrzucker und selbstverständlich weißen Zucker.

Verwenden Sie stattdessen:

- Vorwiegend Nahrungsmittel, die süß- und scharf-warm sind
- kleine Mengen feuchtigkeitstrocknende Gewürze wie Kardamom, Sternanis, Basilikum, Dill, Senfkörner, Fenchelsamen, Zitrusschalen, schwarzer Pfeffer, Kümmel, Zimt, Ingwer
- Gemüse: Lauch, Frühlingszwiebeln, Fenchel, Kastanien, Süßkartoffeln, Kürbis, Karotten, gedünstete Sojasprossen
- Getreide: geröstete Hirse, gerösteter Rundkornreis, Süßreis, geröstete Haferflocken
- Fleisch und Fisch: kleine Mengen Pute, Huhn, Lamm, Rind, Karpfen
- Süßmittel: Gerstenmalz, Reismalz
- Nüsse: geröstete Walnüsse, Pistazien, Haselnüsse, Pinienkerne
- Hülsenfrüchte: gelbe Sojabohnen, Adzukibohnen
- Ei, Sojamilch
- kleine Mengen von Algen, Steinsalz, Himalajasalz, Sojasoße.

Fall 2: Wassereinlagerungen entstehen auch, wenn das Yang der Nieren konstitutionell schwach ist. Zusammen mit der Beanspruchung der Nieren durch die Schwangerschaft kommt es zu einer Nieren-Yang-Schwäche. Die Nieren sind zu schwach, um Wasser auszuscheiden, es lagert sich in allen vier Gliedmaßen ab. Zu den bereits im Zusammenhang mit Milz-Yang-Schwäche (Fall 1) erwähnten Beschwerden kommen folgende hinzu: starke Abneigung gegen Kälte, große Erschöpfung, Rückenschmerzen, Kurzatmigkeit, Wassereinlagerungen in den unteren Körperpartien.

Auch in Fall 2 haben wir es mit einer Yang-Schwäche zu tun. Energie und Wärme werden ja über die Ernährung vom Mittleren Erwärmer aufgenommen, also ist die erste Zielsetzung bei der Ernährungsempfehlung wiederum:

Qi-Aufbau der Milz. Beachten Sie hierzu bitte wieder den entsprechenden Ernährungsplan und die Empfehlungen beziehungsweise die Liste mit den zu vermeidenden Nahrungsmitteln zu Fall 1.

Außerdem müssen speziell all jene Nahrungsmittel vermieden werden, die das Yang der Nieren abkühlen:

Alle salzig-kalten Nahrungsmittel wie Mineralwasser, Algen, Sojasoße, Mungbohnen und deren Sprossen, Agar-Agar und salzige Speisen.

Neben den allgemein Yang-stärkenden, warmen Nahrungsmitteln und Getränken werden folgende Nieren-Yang-stärkende Nahrungsmittel *besonders empfohlen:*

Bockshornkleesamenpulver als Gewürz, Lamm, Hammel, Ziege, frische Shrimps, frischer oder geräucherter Lachs, frische oder geräucherte Forelle, gerösteter Buchweizen, gerösteter Reis. Außerdem ist hier die regelmäßige Verwendung kleiner Mengen scharf-warmer und scharf-heißer Gewürze und die Verwendung von Lauch besonders sinnvoll.

Achten Sie besonders darauf, regelmäßig kleine Mengen an Proteinen zu sich zu nehmen. Hülsenfrüchte, Fleisch, Fisch, Ei und hochwertiges Salz verhindern, dass Flüssigkeiten ins Gewebe sickern.

Müdigkeit durch Qi- und Blutmangel

Es gibt sicherlich keine werdende Mutter, die das Phänomen der Müdigkeit, die über das normale Maß hinausgeht, nicht kennt. Mehr oder weniger überkommt es jede schwangere Frau in unterschiedlicher Stärke in verschiedenen Phasen der Schwangerschaft. Eine bleierne Schwere, die jegliche Aktivität hemmt, tritt oft in den ersten Monaten der Schwangerschaft auf. Der einzige Trost in dieser schweren Zeit, in der viele Frauen ja noch voll berufstätig sind, ist zu wissen, dass dieser Zustand auch einmal vorbeigeht und all die Kraft, die einem fehlt, dem Kind zufließt. Eine große Erleichterung besteht darin, der Müdigkeit nachzugeben und zu schlafen, sich von allen vermeidbaren Arbeiten zu befreien und dem zu entsprechen, was der Körper verlangt. Welch ein Genuss, sich hinlegen zu dürfen, wenn man müde ist!

Der Ruf des Körpers nach Regeneration ist die natürliche Folge des phasenweise auftretenden Qi- und Yin-Mangels der Mutter, wenn das Kind besonders viel Säfte und Energie abzieht. Kann sie diesem Verlangen nur selten oder gar nicht nachgeben, weil sie in ihren Pflichten gefangen ist, wird sie sich schwertun, genügend Säfte und Blut aufzubauen, da diese sich insbesondere im Schlaf oder im Liegen regenerieren. Neben den bereits in den entsprechenden Kapiteln beschriebenen Ernährungsempfehlungen für Qi- und Blutaufbau (vergleiche Seite 87 ff.) gibt es noch einige andere Maßnahmen, die der Mutter – zusammen mit den richtigen Speisen – zu Erholung und Vitalität verhelfen: Frische Luft, Bewegung, Spaziergänge steigern das Qi, fördern den Qi-Fluss und bringen Leben in alle Zellen. Atem ist Lebenskraft. Die Lunge extrahiert Qi aus der Atemluft und bringt es in den Meridiankreislauf, ins Blut und schließlich zum Kind. Bewegung vertieft die Atmung, tiefere Atmung produziert mehr Qi – also Lebenskraft für Mutter und Kind.

Rückenschmerzen

Das zunehmende Gewicht des Babys verändert die gesamte Statik der Frau. Vor allem die Lendenwirbelsäule muss dem nach vorne ziehenden Gewicht entgegenhalten, wodurch Verspannungen im gesamten Rückenbereich auftreten können. Häufig kommt es zu schmerzhaften Schulter- und Nackenverspannungen – besonders dann, wenn die Rückenmuskulatur zu schwach ist, um das Gewicht zu halten. In unserem Kulturkreis wird die Kraft des Rückens nicht gefördert. Wir müssen weder Wasser schleppen noch Arbeiten verrichten, die viel Bewegung erfordern. Die Schwäche von Muskeln und Bändern gleicht der Rücken mit Fehlhaltungen, etwa dem Hohlkreuz, aus. Die dadurch erhöhte Belastung der Bandscheiben kann zu verspannten Nervensträngen und entsprechenden Schmerzen führen. Äußerst unangenehme Schmerzen gehen mit einem verspannten Ischiasnerv einher, der über das Gesäß und das Bein bis zum Fuß verläuft.

Für Rückenschmerzen gibt es verschiedene Möglichkeiten der Abhilfe: Krankengymnastische Übungen und Anleitung zur Haltungskorrektur bringen sicherlich Linderung. Aus der Sicht der asiatischen Heilkünste entsteht Schmerz dort, wo Qi nicht ungehindert fließen kann. Dieses Wissen macht sich die Akupressurmassage, Akupunktmassage und das Shiatsu (japanische Körpertherapie) zunutze, indem durch manuelle Arbeit am Körper Energieblockaden in den Meridianen gelöst werden. Da die verschiedenen Methoden tief greifende Wirkung haben, sollte man sich gerade in der Schwangerschaft an jemanden wenden, der sein Metier beherrscht. Eine gute Behandlung zeichnet sich dadurch aus, dass sie genüssliche Entspannung verschafft. Für die Schwangere ist einfühlsame Körperarbeit an ihrem belasteten Rücken und das Erleben, wie sich Blockaden lösen, eines der schönsten Erlebnisse überhaupt. Als Bewegungstherapie und *Schwangerschaftsgymnastik* empfehlen wir Tai Chi, Qi Gong oder Yoga, Bewegungskünste also, die lösend und stärkend zugleich wirken.

MEDITATION IN DER SCHWANGERSCHAFT

Wenn man nicht schon vorher meditiert hat, ist die Schwangerschaft der richtige Zeitpunkt, um damit zu beginnen. Mit wachsendem Bauch wächst auch der Wunsch, für sich und das Kind Zeit zu haben. Abgesehen von dem natürlichen Bedürfnis der Mutter, in aller Ruhe mit ihrem Kind Kontakt aufzunehmen, ist es inzwischen sogar von wissenschaftlicher Seite belegt, dass Babys im Mutterleib intensiv mit ihrer Umwelt und natürlich mit der Mutter kommunizieren und der Herzschlag der Mutter den des Fötus beeinflusst. Auch ist bereits eine subtile Form des Gehörs beim ungeborenen Kind ausgebildet. Man konnte das daran feststellen, dass Säuglinge Kinderlieder, die man ihnen vor der Geburt im Mutterleib vorgespielt hat, wiedererkannten. Mit anderen Worten, ein Abend bei schöner, beruhigender Musik ist ein Genuss für Mutter *und* Kind.

Meditation ist ein Begriff, der für den einen alle möglichen und unmöglichen Formen des Nicht-Tuns beschreibt und für den anderen nur in Verbindung mit höchster geistiger Klarheit verwendet wird.

Die zweite Variante liegt uns mehr, und deshalb möchten wir hier etwas beschreiben, das als Vorstufe von Meditation gelten kann, um Mutter und Kind einen Zustand innerer Ruhe und inniger Verbundenheit zu schenken. Es spricht natürlich nichts dagegen, dass der Vater an diesen Übungen der Stille teilnimmt – im Gegenteil. Die Nähe zu Mutter und Kind wird sich noch vertiefen und ihm das Geschenk des Vater Werdens mehr und mehr bewusst machen. Auch das Gefühl ausgeschlossen zu sein, das viele Väter vor und nach der Geburt ihres Kindes erleben, weil sie natürlich weniger körperlichen Kontakt mit dem Kind haben, kann auf diese Weise gut bewältigt werden.

Nehmen Sie sich eine halbe Stunde Zeit in dem Bewusstsein, nun alle Verpflichtungen, Sorgen und Gedanken hinter sich zu lassen und nur für sich und das Kind da zu sein. Setzen Sie sich bequem und aufrecht auf einen Stuhl oder im Schneidersitz auf ein dickes Kissen. Um eine aufrechte Haltung zu ermöglichen, kann das Kissen hinten höher sein als vorne. Atmen Sie einige Male tief ein und aus, bis sich Ihre Gedanken beruhigen und Sie entspannt sind. Besonders am Anfang kann das Stillsitzen innere Unruhe hervorrufen. Diese Erscheinung verschwindet jedoch, wenn Sie einige Tage üben und von den vielen Gedanken im Kopf immer weniger Notiz nehmen. Das Ziel der Übung besteht darin, das Auftauchen und Festhalten von Gedanken und Gefühlen wahrzunehmen und mit der Aufmerksamkeit immer wieder geduldig in die eigene Mitte zurückzukehren. Meditation kann auch als Ruhen in der eigenen Mitte verstanden werden. Da sich das Kind in der Mitte Ihres Körpers befindet, brauchen Sie erst gar nicht lange zu suchen, um die von vielen Menschen so sehr ersehnte innere Mitte zu finden.

Entspannung und Stille verstärken die innige Verbindung zwischen Ihnen und Ihrem Kind, und die Ruhe in Ihrem Geist schenkt dem Kind das Gefühl tiefster Geborgenheit. Wenn Sie sich der Verbindung mit Ihrem Kind in diesem Zustand der Ruhe voll bewusst sind, werden Sie gewahr, dass Energie nicht nur von Ihnen zum Kind fließt, sondern auch umgekehrt. Es wird Ihnen nun im Alltag sicher leichter fallen, mit den Beschwerden der Schwangerschaft zurechtzukommen, denn Sie haben erfahren, dass Sie nicht nur geben, sondern auch beschenkt werden.

Versuchen Sie sich möglichst täglich etwas Zeit für dieses Innehalten zu nehmen. Je regelmäßiger Sie sich erlauben, in sich selbst zu ruhen, um so leichter gelingt das Abschalten und um so wohltuender ist das Ergebnis.

Wenn es keine Beschwerden bereitet, kann das Sitzen im Schneidersitz bis zur Geburt geübt werden. Es verstärkt die Dehnung in Becken und Hüfte und ist somit eine hervorragende Geburtsvorbereitung. Sollte das Sitzen auf dem Boden zu beschwerlich werden, setzen Sie sich einfach bequem aber mit aufrechtem Rücken auf einen Stuhl oder in einen Sessel.

Bewegung in der Schwangerschaft

Sehr bewährt und seit Jahrtausenden in China praktiziert sind die chinesischen Gesundheitsübungen Tai Chi und Qi Gong. Auch hier im Westen sind diese sanften, fließenden Bewegungen, die den Menschen in seiner Ganzheit auf körperlicher und geistiger Ebene ansprechen, inzwischen weit verbreitet. Unter heilgymnastischem Aspekt wird der Körper gedehnt, werden Verspannungen gelöst und gleichzeitig Muskulatur und Bänder gestärkt. Auf energetischer Ebene wird der Qi-Fluss harmonisiert, Blockaden gelöst und die Aufnahme von Energie aus dem Kosmos erhöht. Lebenskraft und Lebensfreude basieren auf einem rhythmischen Qi-Fluss und einem hohen Energiepotenzial. Bezüglich seiner Auswirkungen auf den Geist des Menschen gilt sanftes Tai Chi als Meditation in Bewegung.

Frauen, die Tai Chi oder Qi Gong bereits vor der Schwangerschaft erlernt und geübt haben, kann nur empfohlen werden, die Übungen auch weiterhin in ihren Alltag zu integrieren. Allerdings müssen sie – ebenso wie schwangere Frauen, die gerade erst mit chinesischen Bewegungskünsten beginnen – beachten, dass der Qi-Fluss nach unten nicht zu sehr betont werden darf. Unter Tai Chi Übenden herrscht oft ein regelrechter Wettbewerb, wer seinen Schwerpunkt mit stark angewinkelten Beinen bei geradem Rücken am tiefsten nach unten verlagern kann. Das ist nichts für schwangere Frauen, denn der Qi-Fluss nach unten entspricht der Geburtsrichtung, und die Zeit dafür ist noch nicht gekommen.

Tai Chi und Qi Gong kann man keinesfalls aus Büchern lernen. Und speziell in der Schwangerschaft ist ein ausgebildeter Lehrer beziehungsweise eine Lehrerin erforderlich, um der Frau zu zeigen, wie sie die Bewegungen ihrem Zustand anpasst. In einer stabilen Schwangerschaft sind Tai Chi und Qi Gong die beste *Schwangerschaftsgymnastik*.

Denn die Wirkung der chinesischen Bewegungskünste geht weit über mechanische westliche Gymnastikübungen hinaus. Sie sind das beste Werkzeug, um sich körperlich *und* geistig fit zu halten, in einer Zeit, in der man dank wachsendem Bauch immer unbeweglicher zu werden scheint. Meine persönlichen Erfahrungen während zwei Schwangerschaften und die Erfahrungen mit Schwangeren in meinen Tai Chi- und Qi Gong-Kursen zeigen mir seit Jahren, dass regelmäßiges Üben den Körper in allen Gelenken beweglich hält, der Atem bei gedehntem Becken sehr tief gehen kann und die Aufmerksamkeit beim Üben die für die Schwangerschaft so wichtige Mitte in körperlicher und geistiger Hinsicht stärkt. Neben der Ernährung bieten gutes Tai Chi oder Qi Gong die beste Möglichkeit, das vorgeburtliche Qi der Mutter zu schonen und das des Kindes zu stärken. Außerdem macht es in der Schwangerschaft Spaß, sich zu bewegen und sofort zu spüren, wie gut es tut, von allem abzuschalten, sich wie im Tanz dem Fluss der harmonischen Bewegungen hinzugeben, eins mit dem Kind im Bauch – im Bewusstsein, dass es alles miterlebt.

Vorbereitung auf die Geburt

Nach vierzig Wochen ist der Fötus ausgereift und bereit, geboren zu werden. Für die Frau geht eine lange Zeit intensiver Veränderungen vorüber, aber die größte Veränderung, die Geburt ihres Kindes, der spannendste Moment, steht noch bevor. Einerseits wird das Kind immer schwerer, und die Frau freut sich darauf, ihr Kind endlich zu sehen; andererseits können Unsicherheit und Angst ihr das Warten auf die ersten Wehen schwer machen. Wann immer es der Frau gelingt, sich weitgehend von Sorgen und Ängsten zu befreien, wird sie diese Phase vielleicht genießen können – als einen Zustand mitten im freien Raum, als ein Schweben zwischen zwei Welten – als eine Zeit, in der es überhaupt nichts anderes zu tun gibt, als es sich gut gehen zu lassen und ein paar schöne Stunden mit dem Partner oder lieben Freunden zu verbringen.

Abgesehen von der geistigen Entspannung ist es vor der Geburt wichtig, alle Kräfte zu sammeln, gut zu essen und viel frische Luft zu tanken, sich aller Verpflichtungen zu entledigen und sich mit angenehmen Dingen zu beschäftigen, um Ängste zu überwinden, denn diese schwächen mehr als alles andere.

Natürlich ist das leichter gesagt als getan. Und es wird umso schwieriger, wenn das Kind über der Zeit ist. Dann unterliegt die Frau großem Druck häufig auch von ärztlicher Seite. Statt die Frau darin zu unterstützen, gelassen und zuversichtlich zu bleiben, werden ihr alle negativen Eventualitäten ausgemalt, was in eine regelrechte Bedrohung ausarten kann. Welche Frau kann in dieser Situation immer noch darauf vertrauen, dass schon alles gut gehen wird und das Kind am besten weiß, wann der richtige Zeitpunkt gekommen ist? Es ist noch gar nicht lange her, als drei bis vier Wochen nach dem errechneten Termin völlig normal waren. Heutzutage – im Zeitalter der hoch entwickelten technischen Medizin – wird schon nach zehn Tagen dafür gesorgt, dass alles seinen *geregelten Gang* geht. Auf diese Weise wird in das heilige Wunder der Natur eingegriffen.

Für mich selbst habe ich entschieden, in dieser Situation auf meine innere Stimme zu hören – vorausgesetzt, dem Kind geht es gut, – und darauf zu vertrauen, dass das Kind selbst den rechten Zeitpunkt der Geburt bestimmt.

Dank ausgefeilter technischer Geräte glauben viele Menschen heutzutage, alles unter Kontrolle zu haben. Das stimmt einerseits, denn die moderne Medizin rettet vielen Frauen und Kindern das Leben, die

die Geburt noch vor hundert Jahren nicht überlebt hätten. Und es ist sicherlich beruhigend, dass von medizinischer Seite alles bereitsteht, um bei Komplikationen eingreifen zu können. Dennoch ist es Aufgabe der Mutter, das Kind auf die Welt zu bringen. Letztlich fühlt sie sich für ihr Kind verantwortlich. Und es sollte allmählich selbstverständlich sein, sie in einer angenehmen Umgebung aus eigener Kraft heraus gebären zu lassen. In den meisten Kliniken ist dies nicht der Fall, und es lohnt sich allemal, rechtzeitig nach einer guten Alternative Ausschau zu halten. Es gibt Krankenhäuser, in denen auf sanfte Weise Kinder geboren werden. Hebammenvereine, die Hausgeburten begleiten, und Arztpraxen, in denen ambulant entbunden wird.

Um die Erfahrung einer sanften, natürlichen Geburt zu machen, sollte die Hektik und die Überbewertung technischer Geräte konventioneller Kliniken gemieden werden. Mutter und Kind haben neun Monate lang alle möglichen Untersuchungen über sich ergehen lassen. Und obwohl immer behauptet wurde, dass Ultraschall völlig unschädlich sei, weiß man heute, dass er die Körpertemperatur des Kindes erhöht. Inwieweit dies dem Kind schadet, weiß man zwar noch nicht, aber solange man nicht sicher sein kann, dass all diese technischen Einwirkungen den Körper wirklich nicht schädigen, sollte man sie auf ein Mindestmaß reduzieren.

Die Schmerzen der Geburt werden wunderbarerweise von allen Frauen sehr schnell vergessen. Damit das ganze Drumherum in angenehmer Erinnerung bleibt und eine Neonröhre nicht das Erste ist, was das Kind zu sehen bekommt, lohnt es sich, eine Alternative zu den überholten Kreißsälen zu suchen. Noch ein Tipp: Stellen Sie eine Duftlampe auf, und schaffen Sie durch die Verwendung echter ätherischer Öle Ihre eigene Atmosphäre im Geburtsraum. Rose, Neroli und andere entspannende blumige Essenzen oder Mischungen sind geeignet, das Kind mit dem Duft einer Blumenwiese zu begrüßen. Noch ein Tipp für Väter, Freunde und Verwandte: Duftlampe und Essenzen sind ein schönes Geschenk für die werdende Mutter.

Die Geburt

ENERGETISCHE ABLÄUFE BEI DER GEBURT

Entsprechend den Wandlungen der Erde durch die vier Jahreszeiten durchlebt der Mensch Geburt, Reife, Verfall und Tod. Der endlose Rhythmus des zunehmenden und abnehmenden Yin und Yang bestimmen alles Leben auf der Erde. Bei der Geburt des Menschen beginnt das Yin (Körper, Masse, Substanz, Form) gerade erst, sich zu entfalten. Dagegen ist Yang als vorgeburtliches Qi in seiner ganzen Fülle vorhanden, genug für ein ganzes Leben, für eine Lebensspanne bis zu hundertzwanzig Jahren.

Qi ist die Quelle allen Lebens. Ohne Qi gibt es keine Bewegung, kein Atmen, kein Sprechen, kein Denken, keinen Herzschlag, keine Freude, keine Entwicklung, keine Geburt, kein Wachstum, keine Reife, kein Altern, nur Tod. Tod ist das große Yin, die leere Hülle, die in ihre Heimat zur Erde zurückkehrt, weil Yang sie zurücklässt, um in seinen Ursprung in die Weite des Raums zu entschwinden. Wenn sie sich wiederbegegnen, ist Yin ein winziger Same mit einem Hauch von Yang in seinem Inneren. Und wieder nähren Erde und Himmel Yin und Yang, bis zur Geburt, bis zur Reife, bis zum Alter, bis zum Tod.

In den Nieren, den Wurzeln menschlichen Lebens, ist vorgeburtliches Yin (Nieren-Jing) und Yang (Yuan-Qi) gespeichert. Der Geburtsvorgang selbst ist der Moment, da das Kind zum allerletzten Mal vorgeburtliche Energie aus den Nieren der Mutter aufnimmt. Und es ist das Nieren-Qi der Mutter, das den Geburtsvorgang leitet und ihr die Kraft gibt, die Geburt durchzustehen. Nach der Geburt sind ihre Nieren erst einmal entleert, und sie ist total erschöpft. Als äußeres Zeichen für den Jing-Mangel der Nieren bekommen viele Frauen Haarausfall direkt nach der Geburt oder exakt drei Monate später. Kopfhaare werden von den Nieren kontrolliert, bei starker Erschöpfung des Nieren-Qi fallen sie aus, entweder sofort oder neunzig Tage nach dem erschöpfenden Ereignis. Das entspricht dem Neunzigtagegesetz der chinesischen Medizin, das besagt, dass der Körper, wenn nicht sofort, nach exakt neunzig Tagen auf einen erschöpfenden oder krankmachenden Einfluss mit Symptomen reagiert. Auch die Zähne, die ebenfalls von den Nieren kontrolliert werden, verlieren mit jeder Geburt an Festigkeit. Bei schnell aufeinanderfolgenden Geburten hat das Nieren-Jing der Frau nicht genügend Zeit, sich zu regenerieren, und oft leiden darunter Haare und Zähne.

Die geistigen Aspekte der Nieren sind Willenskraft, Mut und Angst; also jene psychischen Energien, die tatsächlich bei der Geburt vorherrschen: Der Wille, das Kind zu gebären, der Mut sich den Schmerzen zu stellen, und die Angst vor den nächsten Wehen liegen in ständigem Kampf miteinander, bis Wille und Mut die Angst besiegen und das Kind geboren wird. An der Herausforderung und dem Sieg über die Angst sind die Willenskraft und das Selbstbewusstsein der Mutter gewachsen.

Energetisch gesehen ist die Geburt ebenfalls eine immense Herausforderung an den gesamten Organismus der Frau. Das Lungen-Qi im Oberen Erwärmer sorgt für möglichst tiefe und effektive Atmung. Im Mittleren Erwärmer bewirkt das Qi von Magen und Milz zusammen mit dem Qi der Leber die Kontraktionen der Gebärmutter. Und im Unteren Erwärmer lenken die Nieren den gesamten Geburtsvorgang und geben dem Kind die Kraft, leben zu wollen.

Qi und Blut sind sehr eng miteinander verbunden, denn Qi bewegt das Blut. Wenn Blut verloren geht, wird das Qi schwach. Frauen, die starke Periodenblutungen haben, kennen die Erschöpfung, die damit einhergeht. Während der Geburt verliert die Frau natürlich viel Blut, sodass ihr Qi abermals geschwächt wird und Wärmeenergie im Körper nicht ausreichend zirkulieren kann. Viele Frauen berichten von der unangenehmen Erfahrung, während des gesamten Gebärvorgangs sehr gefroren zu haben. Hier ist es wichtig, mit Wärmflaschen, Decken und Wollsocken vorzusorgen. Denn Kälte führt zu Stagnation von Qi und Blut, wodurch die Schmerzen verschlimmert werden. Außerdem kann beim Gebären eingedrungene Kälte anschließend zu Fieber führen.

Energetische Abläufe beim Kind

In der Gebärmutter lebte das Kind in einer Einheit mit der Mutter, und von ihr erhielt es über das Blut seine Nahrung. Bis zur Geburt war sein Energiekreislauf noch völlig undifferenziert und seine Organe noch gänzlich unverbraucht. Bei der Geburt ändert sich dies schlagartig. Mit dem ersten Atemzug entfaltet sich die Lunge – zumeist lautstark – und mit ihr der Obere Erwärmer. Mit der Durchtrennung der Nabelschnur hat das Kind endlich eine eigene Verdauung – und ein Recht auf Bauchweh – und damit einen funktionierenden Mittleren und Unteren Erwärmer. Die Nabelschnur sollte auspulsieren, bevor sie durchtrennt wird. Denn erst dann ist der Drei-Erwärmer des Kindes bereit, in Aktion zu treten. Dann ist die schöne Zeit ohne Uhr im Bauch der Mutter vorbei, denn ohne Drei-Erwärmer gibt es keine Zeit. Erst wenn das Baby atmet (Zukunft), verdaut (Gegenwart) und Pipi macht (Vergangenheit) lebt es in den drei Zeiten. Da beim Baby der Mittlere Erwärmer mit Essen, Verdauen und Liebgehabtwerden noch sehr im Vordergrund steht, ist sein Zeitempfinden fast ausschließlich auf die Gegenwart beschränkt. Verstehen Sie jetzt, warum Babys überhaupt nicht verstehen, wieso die Brust, die Flasche oder der Tee nicht sofort da sind, wenn es danach verlangt?

EINE KÖSTLICHE SUPPE FÜR DIE MUTTER

In China gibt es ein altbewährtes Rezept für eine Suppe, die jeder Frau als erstes Getränk nach der Geburt verabreicht wird, damit Qi und Blut so schnell wie möglich ergänzt werden. Am besten bereitet der Partner oder eine Freundin die Suppe nach folgendem Rezept zu, wenn es sich anzeigt, dass die Geburt bald beginnt:
Ein frisches Huhn, einige Möhren und eine Handvoll Petersilie in zwei bis drei Liter Wasser drei bis vier Stunden köcheln lassen. Abseihen, kühlstellen und eventuell übermäßiges Fett abschöpfen. Nach der Geburt können einige Wochen lang zwei bis drei Tassen Suppe täglich getrunken werden. Auch während der ganzen Stillzeit kann

jede Woche oder alle vierzehn Tage eine Brühe aus Huhn oder Rindfleisch zubereitet werden, von der die Frau dann drei bis vier Tage lang zwei bis drei Tassen täglich trinkt.

Die Hühnersuppe hat folgende Wirkung: Huhn ist thermisch leicht warm. Als Suppe gekocht vertreibt es Kälte und löst Blutstagnation. Es tonisiert Qi und Blut und wärmt den Mittleren Erwärmer. Die besondere Wirkung der Hühnersuppe besteht darin, dass sie das Jing der Nieren wieder auffüllt. Durch langes Kochen werden Möhren und Petersilie in Kombination mit Huhn zu einer speziellen Blutmedizin.

Der tägliche Genuss der Suppe nach der Geburt kann Folgendes verhindern: Durch den großen Qi-Verlust leiden manche Frauen nach der Geburt unter großer Niedergeschlagenheit. Sie liegen *heulend* im Bett und grämen sich zusätzlich, weil sie sich über ihr Baby nicht freuen können. Mit der aufsteigenden Kraft von Qi steigen auch die Stimmung und die Freude über das Kind. Ich habe vielen Frauen dieses Rezept – mit oder ohne chinesische Heilkräuter – gegeben, und keine von ihnen hat unter Schwangerschaftsdepression gelitten, sondern alle waren schnell regeneriert. Eine Frau, die bereits eine Tochter hatte und dann ihr zweites Kind, einen Jungen, gebar, erzählte später:»Die Erinnerung an die Geburt meiner Tochter und die Zeit danach ist geprägt von meinem schlimmen Zustand. Mir war die ganze Zeit zum Heulen, ich hatte überhaupt keinen Appetit und ich verdammte mich dafür, dass ich mich nicht freuen konnte. Nach der zweiten Geburt gab es nicht eine Spur von Traurigkeit, die Suppe wirkte wahre Wunder.«

Für Vegetarierinnen gibt es keinen adäquaten Ersatz für die Hühnersuppe, zumindest nicht was die Schnelligkeit der Wirkung anbelangt. Mit Geduld müssen Qi und Blut anhand der bereits erläuterten Ernährungspläne (vergleiche Seite 87 ff.) aufgebaut werden. Eine vegetarische Kraftsuppe für die Zeit nach der Geburt könnte folgendermaßen aussehen:

Drei bis vier Möhren, einige Scheiben Sellerie, eine halbe Stange Lauch, ein Bund Petersilie und eventuell einige Stangen Spargel in drei bis vier Liter Wasser zwei bis drei Stunden köcheln. Dann abseihen und täglich ein bis eineinhalb Liter Brühe trinken. Die Menge des Gemüses kann im Verhältnis zum Wasser relativ gering sein. Wichtig ist eine lange Kochzeit.

Die Ernährung der Mutter nach der Geburt und während der Stillzeit

Ganz allgemein geht es nach der Geburt darum, schnell und effektiv nachgeburtliches Qi und Nieren-Jing aufzubauen und den Mittleren Erwärmer zu stärken. Wie in der Schwangerschaft sollte die Ernährung thermisch und geschmacklich ausgeglichen sein. Wenn die Frau stillen kann, was wir jeder Mutter und jedem Kind wünschen, muss natürlich daran gedacht werden, dass alles, was die Mutter isst, über die Milch dem Kind zufließt, ähnlich wie in der Schwangerschaft über das Blut. Deshalb ist darauf zu achten, dass alle Speisen leicht verdaulich und gut verträglich sind. Suppen, gut gegartes Getreide, im eigenen Saft gegartes Gemüse, blanchierte Salate und Kompotte sorgen für den Säfte- und Qi-Aufbau. Außerdem sollten alle fünf Geschmacksrichtungen in den Gerichten vertreten sein und die Nahrungsmittel gemäß ihrer thermischen Wirkung an die Jahreszeiten angepasst werden. (Ausführliche Hinweise finden Sie in unserem »Fünf Elemente Kochbuch« im Joy Verlag.)

Aber seien Sie vorsichtig mit bestimmten Geschmacksrichtungen: Das Baby verträgt nicht viel Schärfe. Knoblauch, Zwiebeln und scharfe Gewürze sind noch zu intensiv für seinen empfindlichen Verdauungstrakt. Das Gleiche gilt für sehr saure Nahrungsmittel und Getränke. Essig und saure Früchte können beim Baby einen wunden Po verursachen, möglicherweise auch die Menge der Muttermilch verringern, weil sauer zusammenziehend wirkt. Beim bitteren Geschmack müssen die bitter-austrocknenden Genussmittel – Schwarztee und Kaffee – nach wie vor gemieden werden, weil auch sie reduzierend auf die Muttermilch wirken und beim Kind innere Unruhe verursachen. Es ist wichtig, genau darauf zu achten, was gegessen wird, weil jeder Säugling auf unterschiedliche Nahrungsmittel mit Blähungen reagieren kann. Folgende Nahrungsmittel begünstigen diese besonders: dickschalige Getreidearten wie Grünkern, Weizen, Roggen, Hafer und Dinkel, wenn sie nicht lange genug gekocht oder kalt als Flocken gegessen werden. Das Gleiche gilt für Brot und roh gegessenes Getreide, das geschrotet und über Nacht eingeweicht wird, sowie ebenso für folgende Gemüse: Kohl, Spargel, Topinambur, Schwarzwurzeln, rohes Gemüse und Salat. Gut vertragen werden meist die folgenden Getreide: Rundkornreis, weißer Reis, Hirse, Polenta, Süßreis, gekochter Gersten-, Weizen- oder Dinkelgrieß und Hafer in Form von Flocken oder Grütze gekocht. Gemüse und Obst sollten ebenfalls gekocht gegessen werden.

SCHADSTOFFE IN DER MUTTERMILCH?

Inzwischen ist die Werbung für Baby-Fertignahrung verboten worden, in der behauptet wird, sie sei besser als Muttermilch, weil Milchpulver angeblich keine Schadstoffe enthält. Muttermilch ist ohne Frage die beste Nahrung für den Säugling – trotz aller Schadstoffe. Um diese gering zu halten, ist es sehr ratsam, sämtliche Nahrungsmittel aus kontrolliertem biologischen Anbau zu beziehen. Da sich Schadstoffe immer in den Fettdepots des Körpers ablagern, sollte bereits in der Schwangerschaft auf biologische Nahrungsmittel umgestellt werden. Wenn die Fettpolster nach der Geburt abgebaut werden, gelangen die Schadstoffe in den Blutkreislauf der Mutter und über die Milch zum Kind. Deshalb sollten Frauen mit forciertem Abnehmen unbedingt bis nach der Stillzeit warten.

LUST AUF SÜSSES

Um ihr Energiedefizit während der Stillzeit auszugleichen, muss die Frau auf eine besonders Qi-reiche Nahrung achten, wenn sie ihrem Hunger auf Süßes nicht völlig ausgeliefert sein will. Das Kind zehrt spürbar an ihrer Kraft, und Energie raubender weißer Zucker würde dies nur noch verstärken. Mehr noch als in der Schwangerschaft wird der süße Geschmack jetzt benötigt, weil er die Milchbildung anregt. Süße Aufläufe mit Hirse, Polenta und Obst oder Kompotte mit Honig, Pudding und leckere Kuchen mit Vollrohrzucker befriedigen das Bedürfnis nach Süßem und stärken den Mittleren Erwärmer. Da Fleisch ein wichtiger Energielieferant ist, ergeben kleine Mengen Pute, Huhn oder Rindfleisch mit Gemüse, Nüssen und Reis zubereitet ideale Gerichte für mittags oder abends. Suppen aus Fleisch, Gemüse oder Fisch führen die nötige Flüssigkeit zu und sind gut verdaulich. Vegetarierinnen sollten gekochte Mahlzeiten bevorzugen: lang gekochte Gemüsesuppen, Getreide, viel grünes, kurz gekochtes Gemüse, Tofu, Samen, Nüsse, Kompotte, sparsam abgerundet mit kleinen Mengen erwärmenden Gewürzen wie Sternanis, Zimt und Nelkenpulver.

WAS FÖRDERT DIE MILCHBILDUNG?

Wenn dem Organismus genügend saftige, energiereiche Nahrung zugeführt wird, kann er dem Bedarf entsprechend Milch produzieren. Nach der Geburt brauchen die Mutter und ihr Baby Zeit, um das zarte Zusammenspiel zwischen Angebot und Nachfrage zu regulieren. Jedes Anlegen an die Brust regt die Milchbildung an, und in der Regel reicht die Menge an Milch genau für den Hunger und Bedarf des Babys. Lassen Sie sich Zeit, bevor sie zu Milch bildenden Tees greifen, denn im Nu kann daraus zu viel werden.

Nicht förderlich für die Milchbildung ist Kälte – von außen und von innen –, denn Kälte führt zu Stagnation. Warme Kleidung und Bewegung verhindern, dass Kälte von außen eindringt. Gekochte, thermisch warme Speisen fördern den Energiefluss und die Abwehr von innen. Kalte Getränke, thermisch kalte Speisen, Rohkost und Eis hemmen die Milchbildung. Beides – innere oder äußere Kälte – können als Gegenreaktion des Organismus *Brustentzündung* auslösen.

Entspannungsübungen, Massagen und warme Bäder helfen, wenn Ärger, Stress oder Frustration eine Stagnation des Leber-Qi verursacht haben und dadurch der Milchfluss gestaut wird oder zu wenig Milch produziert wird.

Folgende Nahrungsmittel und Getränke fördern die Milchbildung:
- Fenchel, Anis und Kümmel zu gleichen Teilen mischen. Einen Teelöffel der Mischung mörsern. Mit einem halben Liter Wasser 10-15 Minuten köcheln und abseihen.
- Brennnesseltee
- Haferflockenporridge, Hafermilch
- Huhn, Lamm, Hirsch, insbesondere als Suppe
- Malzbier
- Eigelb
- Erdnussmus, Sesammus
- Süßkartoffel, Karotten, Pilze, Sellerie
- Schaf- und Ziegenmilch
- Salat
- schwarze Holunderbeeren, Weißdornbeeren.
- Alfalfasprossen: Verbessern neben der Anregung zur Milchbildung die Milchqualität und beugen Blähungen beim Baby vor. Wenn Sie sie selbst keimen lassen, beachten Sie, dass sie erst nach dem siebten Keimtag gegessen werden dürfen, da dann erst ein enthaltener Giftstoff abgebaut ist. Lassen Sie sie weiter wachsen, können Sie einen Tee daraus bereiten.
- *Karpfensuppe:* kann täglich getrunken werden, um zu erwärmen und den Milchfluss beziehungsweise die Milchproduktion zu steigern.

Hierzu ein Rezept:
Vorbereitung: Von einem frischen Karpfen den Kopf und den Schwanz abschneiden. Das Fischfleisch entlang der Wirbelsäule abschneiden und alles zur weiteren Verwendung aufheben.

F   Einige Wachholderbeeren in einen Topf mit reichlich kochendem Wasser geben,

E   eine große, in grobe Stücke geschnittene Möhre,

M	ein Lorbeerblatt,
W	Salz, Kopf, Schwanz und Wirbelsäule mit Gräten des Karpfens in die kochende Brühe geben und eine halbe Stunde sieden lassen. Anschließend die Brühe durch ein Sieb abgießen und erneut aufsetzen.
H	Zitronensaft,
F/M	frischen Dill,
E	1 TL Rohrzucker, Sellerie und Möhren, fein geschnitten,
M	fein geschnittene Streifen von Lauch und ein Stück frische Ingwerwurzel in die Brühe geben und 10 Minuten köcheln.
W	Das in mundgerechte Stücke geschnittene Karpfenfleisch dazugeben und nochmals 10 Minuten sieden lassen. Die Ingwerwurzel entfernen und
W	mit Sojasoße und
H	Zitronensaft abschmecken.

Was tun bei zu viel Milch?

In der ersten Zeit nach der Geburt kann es vorkommen, dass zu viel Milch gebildet wird mit der Folge, dass die Brust voll und schmerzhaft ist. Folgende Hausmittel können dabei helfen:
• Tee aus Salbei, Zitronenverbene oder Minze
• Aloe Vera-Saft
• Gersten- und Weizensprossen (da das Keimen 5-6 Tage dauert, ist dies eine Maßnahme gegen länger anhaltenden Milchüberschuss oder wenn abgestillt werden muss)
• gekochte Gerste oder Weizen
• Gerstentee: 100 g Gerste in 1 Liter Wasser über Nacht einweichen. Dann 1 Stunde kochen. Die Gerste absiehen und anderweitig verwenden und den Sud trinken.
  Gerstentee macht die Meridiane durchgängig, wodurch Milchstau verhindert wird, und beugt Brustentzündung vor.
Kommt es trotzdem zu Brustentzündung, hilft Löwenzahntee aus Blättern und Wurzel. Ausstreichungen der Brust und ein Wickel mit Honig kann die Entzündung lindern.

Das neue Leben

WIE ENTWICKELT SICH DAS KIND IN DER STILLZEIT?

Die Erde als Gegenpol zum Himmel ist Heimat für Körper und Leben. Sichtbar verwurzelt stehen Pflanzen und Bäume. Auf andere Weise verwurzelt wandert der Mensch, von ihren Gaben ernährt, aufrecht, zum Himmel offen für geistige Nahrung. Die Erde als fürsorgende Mutter bringt alle Elemente zur Entfaltung; ohne Leben ihrer Aufgabe enthoben, erkaltet, vertrocknet – ein toter Planet. Wasser, Wärme, Bewegung, Struktur – erst mit der Essenz aus der Erde kommt neues Leben und wächst nach oben. Der Sinn des Lebens? Fest verwurzelt so hoch wie möglich streben. Die Heimat der Erde ist der Himmel.

Eine stillende Mutter mit einem neugeborenen Kind im Arm ist der Inbegriff von Liebe und Mütterlichkeit. Mit der Geburt und dem ersten Blickkontakt zum Kind wird die Frau zur Mutter. Trotz der physischen Trennung nach der Geburt sind beide sehr eng verbunden. In der Mutter ist das Erdelement manifestiert. Dadurch, dass sie das Kind versorgt, immer für es da ist, ein Zuhause schafft, zärtliche Berührung schenkt und mit sich in Harmonie lebt, hat sie das Potenzial des Erdelementes voll verwirklicht. Ohne diese erdigen Fähigkeiten einer jeden Mutter würde das Neugeborene verkümmern. So wie die Erde Heimat für alle Menschen ist die Mutter die wahre Heimat des Kindes. Sie ist die Mitte seines Universums, ihre Berührung die Quelle seines Behagens und ihre Milch der Frieden seines jungen Lebens.

Das neugeborene Kind hat eine große Aufgabe zu bewältigen. In drei Monaten soll sich sein Geburtsgewicht verdoppeln. Wenn es ein Jahr alt ist, wird es dreimal so schwer sein wie bei seiner Geburt. Was bleibt ihm also anderes übrig, als so viel wie möglich zu trinken und zu verdauen – und darauf zu vertrauen, dass seine Milz alles gut regelt. Denn ebenso wie beim Erwachsenen ist die Milz für die nachge-burtliche Energiegewinnung aus der Nahrung zuständig.

Muttermilch und innige Nähe beim Stillen sind für das Kind die natürliche Fortsetzung dessen, was es noch vor kurzer Zeit im Bauch der Mutter erfahren hat: Nahrung, die allzeit zur Verfügung steht, und direkte Geborgenheit im Körper der Mutter. Allein aus diesem natürlichen Zusammenhang ergibt sich die logische Schlussfolgerung, dass es für den Säugling keine bessere Nahrung als die Muttermilch gibt. Aber auch aus energetischer Sicht weiß man, dass die Milz aus der Muttermilch die meiste Energie gewinnen kann, ohne dass der überaus zarte Verdauungstrakt überlastet wird.

Die harmonische Entfaltung von Yin und Yang durch eine gut ge-stärkte Milz zeigt sich an der gesunden Fülle des Kindes. Blut, Qi und Säfte füllen alle Rundungen des Körpers aus, und das Kind ist *prall*, aber nicht fett. Denn ein Kind, das gestillt wird, trinkt nur so viel, wie es braucht. Damit das Yin das Yang nicht überwiegt und das Kind nicht träge wird, sollte es nicht überfüttert werden.

Süß ist der Inbegriff dessen, was ein Kind ausstrahlt, wie es riecht, wie es auf Erwachsene wirkt. Die Entfaltung des Mittleren Erwärmers, der *Erde* des Kindes, wird auf äußerer Ebene durch alles Süße an ihm offensichtlich. Die vollkommene Entwicklung des Erdelementes wird durch die folgenden Entsprechungen signalisiert: bedingungslose Lie-be, Geborgenheit, Urvertrauen, harmonisches Zuhause, liebkosen-de Berührung und achtsame Aufmerksamkeit in der Stille, wenn die Mutter das Kind an die Brust legt.

Als Anlage ist die Lebensenergie für eine ganze Lebensspanne be-reits im Unteren Erwärmer des Säuglings gespeichert. Dass er sich zu Anfang noch kaum bewegt, viel schläft und sehr *in sich drin ist*, zeigt, dass sich seine Yang-Energie noch sehr wenig entfaltet hat. Er muss vor äußerer Kälte geschützt werden. Insbesondere Rücken und Bauch müssen gut bedeckt sein, damit seine Lebenskraft nicht *aus-läuft*, würde eine chinesische Mutter sagen. Der Bauch ist der Sam-melort der Lebensenergie – von den Chinesen »Tantien« genannt. Alle Mühe um die Entwicklung des Säuglings gilt der Stärkung des Tantien und dem Schutz vor Kälte. Im Gegensatz zum flachbauchigen Schönheitsideal des Westens, gilt in China ein wohlgerundeter Bauch bei Erwachsenen ebenso wie bei Kindern als Zeichen für ein starkes Tantien, das heißt für reichlich vorhandene Lebens- und Sexualenergie und für ein langes Leben.

Längere Wachphasen, erhöhtes Interesse an der Umwelt und zunehmender Bewegungsdrang sind Anzeichen dafür, dass die Yang-Energie aus ihrem Schlummer erwacht. Sie veranlasst das Kind, sich zu drehen, zum Sitzen zu kommen, zu krabbeln und schließlich zu laufen. Mit neun Monaten ist das Yang bereits dermaßen stark, dass dem Kind schnell zu warm wird und sein Bewegungstrieb im Verhältnis zu seinem kleinen Körper erstaunlich stark ist. Den Höhepunkt seiner Entfaltung hat das Yang-Qi des Unteren Erwärmers erst in der Pubertät erlangt. Bis dahin ist also die Qi-reiche Ernährung besonders notwendig, um durch die Zufuhr nachgeburtlicher Energie das vorgeburtliche Yang zu bewahren. Vergeudung der vorgeburtlichen Lebenskraft in der Kindheit durch Überanstrengung, zehrende psychische Konflikte, äußere Kälte und schlechte Ernährung schmälern die Qualität des ganzen weiteren Lebens.

WIE WIRD DAS KIND GESTILLT?

Wie schon erwähnt, ist für den schwachen Verdauungstrakt des Säuglings nur Muttermilch wirklich gut verträglich. Sie braucht nur aufgespalten zu werden und gelangt ohne chemische Umwandlung direkt in das Blut des Kindes. Es dauert Monate, bis das Kind festere Nahrung aufnehmen und umwandeln kann. Die schrittweise Ausbildung der Verdauungsfähigkeit ist auf körperlicher Ebene das Anzeichen für die Entfaltung des Erdelementes im Kind. Parallel dazu verläuft seine geistige Ankunft und die Verwurzelung des Kindes auf der Erde. Dieser Prozess braucht Zeit! So wie das Kind neun Monate brauchte, um heranzureifen, braucht es nun Zeit, um wirklich anzukommen und aufzuwachen. Wenn dem Baby zu früh fremde Nahrung zugefüttert wird, wird es durch die neuen Reize in seiner allmählichen Aufwach-

phase gestört. Bereits hier beginnt – leider viel zu früh – eine Über-
flutung mit ungewohnten Reizen, die den Verdauungstrakt und die
Anpassungsfähigkeit des Kindes überfordern und später zu energeti-
schem Ungleichgewicht führen können.

In den ersten Tagen nach der Geburt legt die Mutter das Kind so oft
an, wie es will. Dadurch wird die Milchproduktion angeregt. In dieser
Zeit wird die sogenannte Vormilch gebildet, eine zähe, dickliche Flüssigkeit, die aufgrund ihres hohen Eiweißgehaltes besonders stärkend
auf den kindlichen Organismus wirkt. Nach einigen Tagen verwandelt
sich die Vormilch in die eigentliche Muttermilch. Der Eiweißgehalt
geht zugunsten von Milchzucker zurück. Als äußeres Anzeichen für
die Qi-aufbauende Wirkung schmeckt die Muttermilch nun mild-süß.
Für die nächsten Monate ist sie die Quelle von Säften, Qi und Wärme,
die das Kind braucht, um sein Erdelement zu entfalten.

Babys haben noch keinen festen Rhythmus und werden noch völlig von ihren Bedürfnissen geleitet und davon, den Hunger zu stillen.
Erst im Laufe der ersten Lebenswochen entwickeln sie ihren eigenen
Rhythmus, worin die Mutter das Kleine unterstützen kann. Denn Kinder lieben und brauchen Rhythmus; in der Wiederholung des immer
Gleichen liegen Geborgenheit und Vertrauen darauf, dass sie nichts
verlieren können, weil alles vorhanden ist. Und Rhythmus in der Nah-
rungsaufnahme schont den noch empfindlichen Verdauungstrakt.

War man vor etwa 50 Jahren noch der Meinung, Säuglinge strikt
nach einem Rhythmus von vier Stunden zu stillen, ist man heute anderer Meinung. Was ist nun richtig: Stillen nach Verlangen, das heißt,
immer wenn sich das Baby meldet oder weint, darf es trinken, oder
doch nach Rhythmus? Es ist die Synthese aus Rhythmus und Bedarf!

Denn Mutter und Kind bilden nach der Geburt eine Einheit, die
sich im Laufe des Heranwachsens immer mehr löst. In dieser Einheit
tendieren beide in eine Richtung von gehäuften Zufälligkeiten, woraus die Mutter einen Rhythmus machen kann. Es gibt dafür keine
zwingenden Vorgaben. Es ist ein Wechselspiel, in dem die Mutter die
Sprache des Babys zu verstehen lernt. Nicht jedes Mal, wenn das Baby
sich bemerkbar macht oder schreit, ist das Ausdruck von Hunger. Mal

tut der Bauch weh, oder es fühlt sich einfach unwohl, oder es will liebkost werden und Nähe spüren, oder es ist übermüdet, oder es möchte sich nur schreiend ausdrücken. Auch das darf sein. Hunger ist Ausdruck davon, auch wie bei uns Erwachsenen, dass der Körper bereit ist, neue Nahrung aufzunehmen und zu verwandeln. So werden es in den ersten Wochen 8 bis 12 Mahlzeiten sein. Mit Stillen nach Rhythmus ist nicht der Rhythmus der Zeit gemeint, sondern der Rhythmus des Wechselspiels zwischen Mutter und Baby, die sich darin völlig neu kennen und verstehen lernen. Wenn nach den ersten paar Wochen die Mutter bemerkt, dass sie durch das viele Stillen erschöpft ist, wird sie versuchen, die Stillpausen zu verlängern. Sie muss auf sich achten! Hat sie wieder ihre Ressourcen gefüllt, kann sie mehr auf den Rhythmus des Babys eingehen. Es wird immer Schwankungen geben, die einen starren Zeit-Rhythmus hinfällig machen. Denn es gibt Phasen, in denen das Kind mehr wächst und deutlich mehr Hunger hat. Dann möchte es häufiger trinken, um satt zu werden, und gleichzeitig wird die Milchmenge der Mutter durch häufiges Anlegen gesteigert. Ein fantastisches Wechselspiel! Beide sind eine Einheit: Mal gibt die Mutter den Rhythmus vor, mal macht das Kind die Ansage.

Da gesundheitliche Störungen beim Kind aus Sicht der chinesischen Medizin ihren Ursprung hauptsächlich in Verdauungsproblemen haben, ist es wichtig, dem kindlichen Organismus Zeit und Raum zu lassen, die Nahrung aufzunehmen und zu verdauen.

1 ½ bis 2 Stunden benötigt der Energiehaushalt eines Säuglings zur Verdauung, um neue Milch in körpereigene Energie umzuwandeln. Beim ständigen und unregelmäßigen Füttern besteht die Gefahr einer Blockade der *Mitte* mit Verdauungsproblemen. Nahrungsstagnation im Verdauungstrakt ist später oft Ursache für Krankheiten im Kleinkindalter (Husten, Erkältung, Mittelohrentzündung).

Das Neugeborene braucht mehrere Wochen, bis es Nacht und Tag unterscheiden kann. Es lernt mit der Zeit, dass die Nacht eine Yin-Phase ist, in der erst nach einer längeren Pause wieder Hunger auftritt, wogegen in der Yang-Phase am Tag häufiger Hungergefühle entstehen.

Im Normalfall enthält die Muttermilch alles, was ein voll gestilltes Kind im ersten Lebensjahr braucht. Erstrebenswert ist es, sechs Monate hindurch voll zu stillen. Ab dann können allmählich die Brustmahlzeiten mit Beikost ergänzt werden. Bei angemessener Beikost könnten Sie das Kind bis zum Ende des zweiten Lebensjahres und darüber hinaus weiterstillen (so lautet eine Empfehlung der WHO vom 18. Mai 2001). Wie lange eine Stillbeziehung dauert, ist ganz unterschiedlich. Die Bedürfnisse, Wünsche und Möglichkeiten sind von Mutter zu Mutter und von Kind zu Kind verschieden. Ich wünsche Ihnen, dass Sie gemeinsam – Vater, Mutter und Kind – einen für alle guten und gangbaren Weg finden.

Trotz Fortschritte in der Herstellung von Muttermilch-Ersatznahrung wird es dem Menschen nie gelingen, Muttermilch in künstlicher Form so herzustellen, dass sie der Muttermilch gleichkommt. Interessant ist, dass die Zusammensetzung der Muttermilch stark von der Brust reguliert wird und sehr unterschiedlich sein kann. Wenn das Kind Durst hat, bei Hitze oder Fieber, ist sie dünner in ihrer Konsistenz und somit leichter verdaulich.

Wann der richtige Zeitpunkt für die erste fremde Nahrung gekommen ist, gibt das Kind zwischen dem fünften und achten Monat meist selbst zu verstehen. Mit zunehmender Selbstständigkeit, den ersten Zähnen und dem Greifen nach fester Nahrung ist das Kind schließlich bereit für die erste fremde Kost.

Ab dem vierten Monat kann man dem Kind einige Tropfen frischen Möhrensaft geben. Die Möhre wird dazu fein gerieben und durch ein Teesieb gepresst. Im Laufe der Wochen steigert sich die Menge auf ein bis zwei Teelöffel täglich. Andere Fruchtsäfte sollten nicht gegeben werden, da sie zumeist abkühlend sind und ihnen die besondere, den Mittleren Erwärmer stärkende Wirkung des Möhrensaftes fehlt. Warmen Fencheltee kann man jederzeit anbieten, da er Milz und Magen erwärmt und Verdauungsproblemen vorbeugt. Hierzu wird ein Teelöffel Fenchelsamen gemörsert und 15 Minuten in einem halben Liter Wasser geköchelt.

WAS TUN BEI BLÄHUNGEN ODER DREIMONATSKOLIKEN?

Einige Säuglinge haben Schwierigkeiten, Muttermilch oder Milch zu verdauen. Sie leiden unter starken Darmbewegungen bis hin zu Blähungen. Für Kind und Eltern kann dies eine große Belastung sein. Das Baby schreit meist nach jeder Mahlzeit, obwohl es genug getrunken hat und die Nahrung weder zu kalt noch zu dickflüssig war. Sein Bäuchlein ist oft prall voll und beim Stuhlentleeren muss es angestrengt pressen. All dies kann verschiedene Ursachen haben:

1. Die stillende Mutter hat etwas gegessen, was das Kind nicht verträgt.
2. Das Kind war nicht warm genug angezogen oder zugedeckt, sodass äußere Kälte in den Organismus eingedrungen ist.
3. Das Kind hat eine Unverträglichkeit bezüglich des Milchzuckers der Muttermilch oder der Milch.
4. Das Baby hat zu hastig getrunken, wodurch Luft in den Bauch gekommen ist.
5. Alltagshetze, anderer Stress, Unzufriedenheit oder Ärger belasten die stillende Mutter. Sie entwickelt einen Leber-Qi-Stau oder eine Leberhitze. Dadurch wird die Milch *sauer*.

Was hilft?
Als Erstes muss die stillende Mutter ihre Ernährung überprüfen und herausfinden, was sie Blähendes gegessen haben könnte. Es muss immer wieder ausprobiert werden, was es sein könnte, da jedes Kind anders reagiert (vergleiche dazu Seite 119).

Lindernde Maßnahmen sind warm-feuchte Bauchwickel oder Wärmflasche. Bewährt haben sich auch Einreibungen des Bauches im Uhrzeigersinn mit Fenchelöl: drei bis vier Tropfen ätherisches Fenchelöl mit 50 ml Mandelöl verschütteln; außerdem sanfte Bauchmassage, Massage der Füßchen und leichte Knetmassage der Unterschenkel. Vor den Mahlzeiten können einige Teelöffel warmer Fencheltee oder gerösteter Gerstentee gegeben werden.

• Gemörserte Fenchelsamen werden zwanzig Minuten in Wasser geköchelt.

- ½ Esslöffel Gerstenkörner werden ohne Fett geröstet, bis sie duften und mit dreifacher Menge Wasser 30 Minuten lang geköchelt. Zweimal täglich löffelchenweise geben.

Die Erfahrung lehrt, dass sich der Verdauungstrakt im Laufe der ersten Lebenswochen stärkt, sodass die Neigung zu Blähungen geringer wird oder ganz aufhört. Wenn alles nicht hilft und die Beschwerden nach drei Monaten immer noch stark sind, lohnt es sich, sich auf die Suche nach einem Therapeuten zu begeben, der auf traditionelle chinesische Medizin für Kinder spezialisiert ist. Eine Studie in Norwegen hat ergeben, dass als einzige Therapie Akupunktur die Dreimonatskoliken beheben konnte.

Muttermilch versus Ersatznahrung

Bis vor ein paar Jahren noch wurden 75 Prozent der Neugeborenen schon bei der Entlassung aus dem Krankenhaus nicht mehr gestillt. Aus Gründen, die in Wahrheit mit dem reibungslosen Klinikablauf zu tun haben, wurde in den meisten Krankenhäusern Flaschennahrung – angeblich wegen ihrer hervorragenden Zusammensetzung – empfohlen. Heute ist dieses Vorgehen – dank der WHO – nicht mehr erlaubt. Aufgrund der drastisch gestiegenen Allergien bei Kindern wird und muss zum Stillen geraten werden. Obwohl heute wieder mehr Kinder nach der Geburt gestillt werden, so ist es oftmals doch nur für eine kurze Zeit. Häufig passt das Stillen etwa sechs Wochen nach der Geburt nicht mehr in den Alltag, vor allem, wenn eine berufliche Tätigkeit wieder aufgenommen wird. Aber jede Entscheidung, die die Mutter entsprechend der Prioritäten für ihr Leben trifft, hat eine Berechtigung! Gut und schlecht gibt es nicht. Verantwortungsvolles und selbst bestimmtes Handeln ist gefordert, um die Gesundheit des Babys mit naturbelassener, Qi-reicher Nahrung so zu unterstützen, dass es nach vielen Jahren ein Erwachsener mit einer kräftigen Konstitution sein wird. Auch wenn nicht abgestillt wird, wird Müttern doch häufig zum Zufüttern mit industriell erzeugter Ersatznahrung geraten, weil das Gewicht des Babys angeblich nicht den vorgegebenen tabellarischen Standards der Gewichtszunahme entspricht. Fragwürdige Beratungen und das Profitstreben der Hersteller gehen auf Kosten der Gesundheit der Kinder. Vorurteile, Verunsicherung und Irrtümer durch einseitige profitorientierte Werbung bauen sich langsam auf und erschweren es den Eltern, selbst bestimmte Entscheidungen zu treffen. Zielgruppen der Hersteller künstlicher Babynahrung sind neben werdenden und jungen Müttern auch Fachleute im Gesundheitswesen. Seien Sie kritisch gegenüber Broschüren über Babynahrung!

Die Mutter muss sich zunächst selbst völlig darüber im Klaren sein, dass Muttermilch das Beste für ihr Kind ist. Im Krankenhaus sollte das Kind bei der Mutter sein, denn nur die Nähe und das häufige Anlegen des Neugeborenen regt die Milchbildung an.

Wird ihr das Kind dagegen nur zu bestimmten Zeiten gebracht, kommt die Milchproduktion nicht in Fluss, und schließlich entstehen tatsächlich Schwierigkeiten beim Stillen, sodass letztlich doch zur Fertignahrung geraten und gegriffen wird.

Für industriell hergestellte Babynahrung wird Kuhmilch in ihrer chemischen Zusammensetzung verändert, um möglichst nahe an die Muttermilch heranzukommen. Dazu wird sie sterilisiert, pasteurisiert, homogenisiert und das Eiweiß aufgespalten. Das Qi oder die Lebendigkeit, die als Kraftpotenzial in jedem unverarbeiteten Lebensmittel steckt, geht bei den chemischen Prozessen verloren. Es wird zu einem *leeren* Nahrungsmittel, das zwar den Magen füllt und vorübergehend sättigt, aber es befriedigt nicht umfassend. In der weiteren Herstellung wird die Milch durch Zusätze ergänzt wie Vitamine, Mineralien, Enzyme, Bakterien und essenzielle Fettsäuren und dann als ein Produkt vermarktet, das der Muttermilch angeblich gleichwertig ist. Es ist wissenschaftlich belegt (Studie des Nationalen Instituts für öffentliche Gesundheit der Niederlande), dass natürliche Zusatzstoffe (Vitamine, Mineralien, Enzyme) nur in ihrer naturbelassenen Kombination wirken. Isolierte Stoffe wie in der Flaschenfertignahrung verlieren ihre Wirksamkeit und bürden dem Organismus die Last auf, mit diesen Fremdstoffen und der energetischen Veränderung der Nahrung fertig zu werden. Dies kann sowohl beim Säugling als auch im späteren Verlauf des Lebens zu Problemen führen (allergische Anfälligkeit, Ekzeme, Verdauungsstörungen, Übergewicht, Diabetes).

Es kann nicht oft genug betont werden: Muttermilch ist durch nichts zu ersetzen. Mit Fertignahrung gefütterte Babys gedeihen scheinbar gut und legen rasch Gewicht zu, wodurch sie proper und gesund aussehen. Kinder jedoch, die gestillt und mit selbst zubereiteter Bionahrung gefüttert werden, haben ein anderes körperliches, seelisches und emotionales Kraftpotenzial. Warum steigen denn ständig die Zahlen von übergewichtigen Kindern und Stoffwechselerkrankungen bei Kindern in den letzten Jahren so enorm?

Zum Thema Allergien

Aufgrund der mit Schadstoffen belasteten Umwelt (Luft, Erde und Lebensmittel) und durch Zusatzstoffe in Qi-losen Fertigprodukten wie Muttermilch-Ersatznahrung, Gläschenbreikost und Instant-Babybreie. sind Allergien in den westlichen Industrienationen weit verbreitet. Es gibt kaum noch ein Kind, das nicht mehr oder weniger von Allergien geplagt wird. Die kurzsichtige, materialistische Sichtweise der modernen medizinischen und ernährungsphysiologischen Wissenschaften führt lediglich dazu, dass aufwendige Testverfahren alle Allergie auslösenden Stoffe erfassen. Und die Therapie besteht – abgesehen von der Behandlung mit Kortison – einzig und allein darin, diese Allergene zu vermeiden. Ein überaus mühsamer Weg, der die Lebensqualität des Kindes auf unbestimmte Zeit erheblich vermindert, ohne die Krankheit zu heilen. Vielleicht werden die Symptome gelindert, aber die Ursache nicht ausgemerzt. Es sind nicht in erster Linie die Stoffe schuld an den Leiden der Kinder, sondern ihr schwaches Abwehrsystem aufgrund ihres geschwächten Verdauungstraktes ist die eigentliche Ursache, die behoben werden muss.

Bei allen Kindern, die allergisch reagieren, liegt eine Energieschwäche der Milz und des Verdauungssystems zugrunde. Häufig ist dieses energetische Ungleichgewicht konstitutionell, das heißt angeboren. In vielen Fällen wird der Qi-Mangel der Milz der Mutter auf das Kind übertragen. Da die meisten Menschen unter einer Qi-Schwäche der Milz leiden, sind auch die meisten schwangeren Frauen davon betroffen. Da in der westlichen Welt energetische Aspekte der Ernährung weitgehend unbekannt sind und Nahrungsmittel aufgrund ihrer Inhaltsstoffe bewertet werden, neigen schwangere Frauen dazu, sich zu abkühlend zu ernähren. Gerade weil sie alles für ihre Gesundheit tun wollen, greifen sie verstärkt zu all jenen Nahrungsmitteln, die aufgrund ihres Vitamin- oder Mineraliengehaltes als gesund erachtet werden: Rohkost, Südfrüchte, Salat und Milchprodukte. Frauen, die sich um ihre Gesundheit wenig Gedanken machen, zerstören ihre Energie in der Schwangerschaft durch weißen Zucker und andere Qi-lose Nahrungsmittel. Traurig aber wahr ist, dass sowohl Frauen, die sich um eine gesunde Ernährung bemühen, als auch Frauen, die dies nicht tun, energetisch geschwächt sind. Die gerechtfertigte kritische Haltung gegenüber konventionellem Fleisch und die hohen Preise für Biofleisch verleiten außerdem viele Frauen dazu, auf Fleisch ganz zu verzichten, ohne sich um einen energetisch hochwertigen Ersatz zu bemühen. Zeitmangel und einseitige Information aus Richtung der westlichen Ernährungswissenschaft haben schließlich in den letzten Jahren dazu geführt, dass gekochte Mahlzeiten als Hauptbestandteil der Ernährung buchstäblich aus der Mode gekommen sind.

All diese Gründe erklären plausibel die weit verbreitete Energieschwäche schwangerer Frauen; zusammen mit der Belastung der Umwelt gelten sie als Ursache für das zunehmende Auftreten von Allergien bei Kleinkindern.

Die Überreaktion des Organismus, die die Allergie kennzeichnet, tritt nur dann auf, wenn der Mittlere Erwärmer – Magen, Milz und der Verdauungstrakt – geschwächt ist. Da aufgrund dieser Schwäche nach der Geburt nur wenig Energie aus der Nahrung aufgenommen werden kann, nimmt das energetische Defizit immer mehr zu, und das Verdauen der Nahrung wird immer schwieriger. Der Organismus wird erst dann die Überreaktion beenden, wenn die Mitte stark genug ist, den Reizstoffen standzuhalten. Bis dahin ist ein zweigleisiges

Vorgehen nötig: Zum einen müssen Allergene vermieden werden, um die Beschwerden des Kindes möglichst gering zu halten. Und zum anderen muss der Mittlere Erwärmer des Kindes gestärkt werden. Beim Säugling geschieht dies am allerbesten über die Muttermilch, vorausgesetzt die Mutter nimmt energiereiche Nahrung zu sich, die ihren eigenen Mittleren Erwärmer stärkt und vermeidet alle Nahrungsmittel, die ihre Milz schwächen (vergleiche dazu Seite 87).

Beim Klein- und Schulkind ist die in den entsprechenden Kapiteln empfohlene Nahrung das richtige Mittel, da diese ohnehin darauf ausgerichtet ist, den Mittleren Erwärmer und den Verdauungstrakt des Kindes zu stärken. Zusätzlich muss hier mehr als bei gesunden Kindern darauf geachtet werden, dass Energieräuber wie weißer Zucker oder abkühlende Nahrungsmittel wie Bananen und große Mengen Milchprodukte vermieden werden. Eine therapeutische Begleitung von einem TCM-erfahrenen Arzt oder Heilpraktiker wäre zusätzlich eine große Hilfe, insbesondere wenn die energetische Schwäche mit Hitzezuständen oder Blutmangel des Kindes einhergeht.

Wenn in der Familie eine Veranlagung für Allergien vorliegt, wird Müttern häufig hypo-allergenes Milchpulver als Nahrung für ihr Kind empfohlen, obwohl sie es stillen könnten. Aber wie bereits erwähnt, ist Stillen der allerbeste Schutz vor Allergien. Es stärkt den Verdauungstrakt wie keine andere Nahrung. Und ohne geschwächten Verdauungstrakt gibt es keine Allergie!

Es geht nicht darum, das Kind ein Leben lang von allen möglichen Allergie auslösenden Stoffen fernzuhalten, sondern darum, es so stark zu machen, dass sein Organismus nicht mehr überreagiert, sich der Umwelt mit ihren Belastungen anpasst und ihnen standhält. Kinder, die fünf bis sechs Monate ausschließlich gestillt wurden und dann Beikost mit selbst zubereiteter Nahrung bekommen, haben den besten Schutz vor äußeren Angriffen und große körperliche und seelische Kraft.

Neuerdings wird Eltern sogar davon abgeraten, dem Baby im ersten Lebensjahr Möhren zu geben, weil sie Allergie auslösend seien. Das liegt sicherlich nicht an den stärkenden Möhren, sondern daran, was das Kind sonst noch bekommt. Die Standardernährung ist Brei- und Flaschennahrung aus Kuhmilchpulver und dazu täglich zerdrückte

Kartoffeln und Bananen. Die Folge sind Feuchtigkeitsansammlung und Schleim im Organismus. Eine Heilung der Allergie oder ein Schutz davor würde bedeuten, diese belastenden, Schleim bildenden Nahrungsmittel wie Kuhmilch, Kartoffeln und Bananen wegzulassen und durch hochwertige, kindgerechte Nahrungsmittel zu ersetzen.

Qi-lose Nahrung mit künstlichen Zusatzstoffen in Fertigflaschennahrung und -breien sind Mitverursacher von Allergien. Bitte denken Sie auch daran, dass die Mehrfach-Impfungen im Säuglingsalter von sechs Wochen für den so zarten Organismus eine große Schwächung bedeuten und im Verdacht stehen, Allergiebereitschaft und Hyperaktivität (ADHS) zu fördern. Die Blut-Gehirnschranke ist in diesem frühen Alter noch offen. Noch ein wichtiger Grund mehr, auf sein inneres Gefühl für das, was richtig ist, zu hören, statt darauf, was andere denken, die meinen zu wissen, was gut für Ihr Kind sei. Sie allein entscheiden! Ich rate den Müttern, sich Zeit zu lassen und diese zu nutzen, um sich zu informieren. Es gibt gute kritische Impfratgeber, die zum eigenen Standpunkt finden helfen. Ganz sicher tun Sie Ihrem Kind viel Gutes für sein späteres Leben, wenn Sie es nicht im ersten Lebensjahr impfen lassen. Damit diese Zeit unter dem Stern der Stärkung und gesunden Entwicklung vom Baby zum Kleinkind stehen kann.

Kuhmilch

Verglichen mit Muttermilch enthält Kuhmilch mehr Eiweiß und Mineralien, dafür aber weniger Zucker und Fett als Muttermilch. Das Kuhmilcheiweiß Alfa Lactose fördert nicht zur Genüge den Aufbau der Darmschleimhaut. Muttermilch dagegen enthält Beta Lactose, das die wichtigen Darmbakterien anregt zu wachsen. Der größte Unterschied liegt folglich in der Verdaulichkeit. Kuhmilch dient dem neugeborenen Kälbchen dazu, sein Gewicht innerhalb von eineinhalb Monaten zu verdoppeln. Damit dies vonstatten gehen kann, müssen seine Knochen schnell wachsen und sich rasch festigen. Beim Kind sollte die geistige Entwicklung mit der körperlichen aber unbedingt Hand in Hand gehen. Diese Unterschiede müssen nicht zwingend heißen, dass Kuhmilch gar nicht genommen werden darf. Es ist interessant zu wissen, wie unbehandelte Kuhmilch in der TCM klassifiziert wird: Sie ist thermisch neutral-erfrischend, hat einen süßen Geschmack und befeuchtet. Sie wirkt Blut bildend und Qi-stärkend, sie nährt das Yin und bereichert das Jing. Demzufolge kann Milch für Erwachsene nährend sein, die zu Trockenheit und Ausgezehrtheit neigen und eine starke Verdauung haben. Kindern, die schlecht gedeihen, kann vorübergehend verdünnte Kuhmilch zur Stärkung von Qi und Blut gegeben werden. Der Nachteil bei Kuhmilch ist immer, dass sie bei Milz–Qi-Schwäche und einem schwachem Verdauungsfeuer zu innerer Feuchtigkeit und Schleim führt, die wiederum den Boden für Allergien sein können. Allerdings ist es wichtig zu wissen, dass heutzutage fast nur noch behandelte Kuhmilch auf dem Markt ist, die – meiner Vermutung nach – der eigentliche Grund für die Unverträglichkeiten ist.

Unbehandelte, biologisch kontrollierte Rohmilch gibt es direkt beim Biobauern oder als Vorzugsmilch im Bioladen. Diese hat natürlich das meiste Qi und kann am besten stärken. Ihr schwer verdauliches Eiweiß kann und muss für Babys durch Aufkochen gespalten werden. Für Babys wäre dies auch aus hygienischen Gründen wichtig, und für Babynahrung muss sie verdünnt werden.

Pasteurisierte Milch heißt, dass Rohmilch auf etwa 70 Grad erhitzt worden ist. Durch den abgebrochenen Kochvorgang sind die Eiweißketten unvollständig aufgespalten worden. In diesem Zustand ist pasteurisierte Milch unverträglich. Sie muss vollständig zum Siedepunkt gebracht werden. Es spricht nichts gegen pasteurisierte Biovollmilch, sofern sie einmal richtig aufgekocht wurde.

Homogenisierte Milch ist durch die Veränderung der Fettmoleküle schädlich für die Gesundheit. Sie steht im Verdacht, Fettablagerungen in den Gefäßen zu verursachen, die zu Arteriosklerose führen können. Man wundert sich bereits, warum schon Jugendliche Anzeichen dafür haben. Fertigzubereitungen von Muttermilchersatznahrung oder Breie auf Milchbasis enthalten homogenisierte Milch. Sogar im Bioladen muss man suchen, um Milch mit dem ausdrücklichen Vermerk zu finden, dass sie nicht homogenisiert ist. Auf die Haltbarkeit hat dies keinen Einfluss. Es wird nur verhindert, dass sich der Rahm absetzt. Ultrahocherhitzte Milch ist lange haltbar. Sie ist immer homogenisiert und kann kaum noch als Nahrungsmittel bezeichnet werden.

Nun wissen Sie, wie Milch wirkt und sie sein muss, damit sie die Gesundheit fördern kann. Es gibt viele gute Gründe, um auf Kuhmilch in der Kinderernährung zu verzichten. Einer davon kann auch eine Allergie bei Vater oder Mutter sein, denn es ist wahrscheinlich, dass das Kind eine ähnliche Konstitution hat. Oder die Mutter hat eine ausgeprägte Schwäche der Mitte mit Verdauungsschwierigkeiten und Unverträglichkeiten von manchen Nahrungsmitteln. Denken Sie daran, wenn sie Ihr Baby sechs Monate voll gestillt haben und neben Beikost noch über das erste Lebensjahr hinaus, dann braucht das Baby keine Milch, vorausgesetzt es gedeiht gut. Ein Baby braucht zwölf Monate Milch, sei es Muttermilch oder tierische Milch. Wenn Muttermilch ersetzt werden muss, gibt es gute Alternativen, um eine Qi-reiche Ersatznahrung selbst herzustellen.

Die Alternative zu Kuhmilch

Ziegenmilch

Ihr Nährwert ist ähnlich dem der Kuhmilch, jedoch unterscheidet sich die Ziegenmilch in der Proteinzusammensetzung, dem Mineraliengehalt und dem Geschmack deutlich von ihr. Ziegenmilch kommt der Muttermilch bezüglich ihrer Verdaulichkeit viel näher, womit sie für den Menschen sehr wertvoll ist. Sie kann im Rohzustand frisch getrunken werden. Da ihr Eiweiß nicht aufgespalten werden muss, braucht sie auch nicht erhitzt zu werden. Dadurch hat sie reichlich Qi und Nährwert. Auch sie muss für Babys verdünnt werden, um dem Proteingehalt der Muttermilch zu entsprechen. Ziegenmilch ist im Bioladen erhältlich, oder ein Biobauer, der Ziegenmilch frisch verkauft, ist in Ihrer Nähe.

WENN MÜTTER NICHT ODER NUR KURZ STILLEN KÖNNEN

Wenn das Kind trotz aller Bemühungen und guten Willens oder aufgrund tragischer Umstände – durch Krankheit oder Trennung von Mutter und Kind – nicht gestillt werden kann, muss eine Qi-reiche Ernährung, die der Muttermilch sehr nahe kommt, gegeben werden. Babys brauchen 12 Monate lang eine Milch, die angereichert werden muss, um dem Nährwert der Muttermilch gleichzukommen. Ziegenmilch und Kuhmilch sind thermisch neutral und schmecken mildsüß. Sie wirken bei kleinen Kindern stärkend auf Qi und Blut und sind besser als Sojamilch, weil diese zwar auch süß ist, aber thermisch abkühlend, was im unausgereiften Verdauungstrakt des Säuglings zu Qi-Stagnation führen kann. Stutenmilch ist eine gute Alternative zu Kuhmilch, wobei ich selbst zu wenig Erfahrungen damit habe, um sie hier empfehlen zu können. Schafsmilch ist von der Verdaulichkeit her ähnlich der Kuhmilch, weshalb Ziegenmilch die erste Wahl ist.

Ab dem zweiten Lebensjahr, wenn das Kind immer mehr am Familientisch mitisst, kann Milch nach und nach reduziert werden, weil das für die Milchverdauung erforderliche Enzym im Magen nun immer weniger produziert wird

Selbst zubereitete Flaschenkost ist relativ einfach zuzubereiten und ist allemal besser als Milchpulver, aber natürlich ist es doch aufwendiger, als die Brust zu geben. Aus Angst vor Zeitaufwand und Mühe sollte man nicht gleich zu industriell hergestellter Ware greifen. Die chemischen Prozesse, die Milchpulver durchlaufen hat, sind für den Laien nicht zu durchschauen und sprechen höchstens dafür, dass es – wie alle Fertigprodukte – kein Qi mehr hat. Auch bekommt man keine Information darüber, wo die einzelnen Nahrungsbausteine herstammen. In unserer Industriekultur sind Herstellungs- und Lebensprozesse weit von der Natur entfernt. Aber der Mensch ist Natur, ob gut oder schlecht, hängt davon ab, wie viel Natur er isst. Natürliche Nahrung stärkt die Verbindung von Mensch und Natur, von Naturkräften und menschlichen Energien. Der etwas größere Zeitaufwand bei der selbst zubereiteten Babynahrung kommt dem Kind zugute. Die Früchte ernten Sie später.

Auch wenn Sie Ihrem Baby in den ersten Tagen oder Wochen bereits Fertignahrung gegeben haben, haben Sie immer noch jederzeit die Möglichkeit, die Ernährung auf selbst zubereitete Getreide-Milchnahrung umzustellen. Da die Fertignahrung durch Geschmacksaromen und Zusätzen anders schmeckt als selbst zubereitete Flaschennahrung, können Sie täglich etwas von der neuen Nahrung beimischen und den Anteil langsam erhöhen. So gewöhnt sich das Baby an den natürlichen Geschmack unverarbeiteter Nahrung.

Die Nahrung des Säuglings nach der Geburt bis zum vierten Monat

Die Reissuppe

Da pure Ziegen- oder Kuhmilch den Säugling in Kürze krank machen würde, müssen sie verdünnt werden. Dadurch ist sie aber nicht mehr nahrhaft genug. Um die schwer verdauliche Milch leichter zu machen und dem Kind zusätzlich viel Qi zuzuführen, bereitet man eine in China seit Jahrhunderten erprobte Reissuppe zu und gibt sie zu der Milch. Chi Fan, chinesische Reissuppe, ist ein Mittel, das speziell Kindern, schwachen oder alten Menschen und in der Rekonvaleszenz verabreicht wird, um den Organismus aufzubauen und auf feste Kost vorzubereiten. Auch im Westen hat sie sich bei vielen Kindern seit Jahren aufgrund ihrer zahlreichen Vorzüge bestens bewährt. Sie ist leicht verdaulich und enthält viel Qi. Reis wirkt besonders aufbauend auf Knochen und Muskulatur und beruhigend auf den Verdauungstrakt. Außerdem ist sie von der Konsistenz her der Muttermilch sehr ähnlich.

Rezept, ab der Geburt bis zum dritten Monat: Reissuppe aus Vollkorn-Rundkornreis
Man nimmt einen Teil Vollkorn-Rundkornreis auf sechs bis zehn Teile Wasser. (Die Wassermenge ist abhängig von der Art des Herdes und der Stärke der kleinsten Flamme. Nach vier Stunden köcheln

sollte die Reissuppe noch flüssig sein.) Diese Mischung lässt man vier Stunden mit geschlossenem Deckel leise köcheln. Die lange Kochzeit mag uns hier im Westen absonderlich vorkommen. Aber in China weiß man, dass gerade das lange Kochen, der lange Kontakt der Nahrung mit Hitze das nötige Qi der Nahrung zuführt. Nach dem Kochen wird die Suppe durch ein grobmaschiges Mulltuch oder ein feines Sieb abgeseiht. Der flüssige Anteil wird kühl aufbewahrt.

Für eine Flaschenmahlzeit von 100 ml wird ein Teil Kuhmilch oder Ziegenmilch mit zwei Teilen des flüssigen Anteils der Reissuppe erhitzt und kurz aufgekocht. Dann schlägt man drei bis vier Tropfen Weizenkeimöl darunter. Weizenkeimöl baut Qi auf und ist – im Gegensatz zu anderen pflanzlichen Ölen – für das Baby geeignet. Diese Mischung wird ins Fläschchen gefüllt und auf 40 Grad abgekühlt, bevor man dem Kind die Flasche gibt. Es empfiehlt sich, die gesamte Flaschennahrung für einen Tag vorzukochen, in Fläschchen verschlossen im Kühlschrank aufzubewahren und sie dann im Wasserbad zu erwärmen.

Um den Arbeitsaufwand für die Mutter gerade in der zeitintensivsten und anstrengenden Phase der ersten drei Monate nach der Geburt zu erleichtern, kann die fertige Reissuppe hin und wieder eingeweckt werden. Dazu benötigen Sie einen Weckkessel. Die in saubere Gläschen mit Schraubdeckel gefüllten Reissuppenportionen werden darin 60 Minuten bei 100 Grad eingeweckt und damit haltbar gemacht. Derselbe Vorgang ist auch im Backofen möglich. Auf unterster Schiene werden die Gläschen in Wasser stehend bei 100 Grad 60 Minuten eingeweckt. So brauchen sie nach einmaligem Aufwand nur noch die Milch einmal aufzukochen, das Gläschen im Wasserbad zu erwärmen und beides miteinander zu vermengen. Dies alles geht schnell, ist äußerst günstig, gesund und stärkend! Und Sie wissen ganz genau, was darin enthalten ist!

In den ersten Tagen nach der Geburt wird das Kind etwa 100 ml pro Tag trinken, bei sechs Mahlzeiten also circa jeweils 20 ml. Diese Menge steigert sich täglich um circa 5 bis 10 ml. Ab der zweiten bis dritten Woche wird die Tagesmenge circa 400 ml, also 80 ml pro Mahlzeit betragen. Bis zum dritten Monat steigt die Tagesmenge kontinuierlich bis auf 750 bis 900 ml an, also auf fünf Flaschen von 150 bis 180 ml.

Ab der sechsten Woche kann man, wie schon erwähnt, der Flaschenkost täglich einen halben bis einen Teelöffel Karottensaft beimengen. Man reibt eine Karotte sehr fein und presst den Saft durch ein Teesieb. Auf diese Weise ist die Vitaminzufuhr gewährleistet.

Ab dem dritten Monat wird der Milchanteil erhöht. Auf eine Flasche gibt man nun je zur Hälfte einen Teil Milch und einen Teil Reissuppe. Die Suppe braucht jetzt nicht mehr durch ein Mulltuch abgeseiht zu werden, sondern man streicht sie durch ein Sieb oder gibt sie in ein Passiergerät mit Babybreieinsatz, damit sie eine cremige Konsistenz bekommt und der weiche Reis (Reisschleim) noch darin enthalten ist. Wie bisher wird die Mischung mit etwas Weizenkeimöl angereichert. Kleine Mengen der Reismilch können neben der Breikost bis zum ersten Lebensjahr gegeben werden.

Ab dem vierten Monat wird bei nicht gestillten Kindern mit Breikost begonnen. Neben den vier bis fünf Flaschenmahlzeiten aus Reismilch, bekommt das Baby mittags Gemüsebrei. Beginnen Sie mit Möhren, in etwas Wasser weich gedünstet und dann püriert. Anfangs sind es nur ein bis zwei Teelöffel, und täglich steigt die Menge langsam. Bleiben Sie erst einmal bei einer Sorte, das Baby braucht keine Vielfalt! Verträgt das Baby diese neue Kost gut, können sie das Gemüse unter die Reissuppe geben.

Etwa ab dem 6. Monat können Sie anfangen, dem Baby am Nachmittag etwas Obstbrei zu geben; Anleitungen dazu finden Sie im nächsten Kapitel.

Wie Sie dann weiter verfahren, deckt sich mit der Ernährung ab dem sechsten Monat bei gestillten Kindern. Die lang gekochte Reissuppe wird durch Getreidebrei ersetzt. Bis zum zwölften Lebensmonat braucht das nicht gestillte Kind noch verdünnte Ziegen- oder Kuhmilch. Getreide-Obstbrei und Gemüse-Getreidebrei sollten immer milchfrei sein.

Fertigen Reisschleim und Getreidebrei mit Rezeptanleitung gibt es in Naturkostläden zu kaufen (von »Martin Evers«, »Runge« oder »Demeter Holle«).

Man sollte ihn nur gelegentlich verwenden, zum Beispiel wenn man unterwegs ist oder einmal wenig Zeit hat. Immer nur den fertigen Reisschleim zu geben, kann den Verdauungstrakt des Kindes belasten und zu Blähungen, Verstopfung oder Durchfall führen. Die Qi-aufbauende und heilende Wirkung der lang gekochten Reissuppe auf den Mittleren Erwärmer ist durch fertigen Reisschleim nicht zu ersetzen.

DIE ERSTE FREMDE KOST FÜR DEN SÄUGLING

Ob Babys mit der Flasche oder an der Brust ernährt werden, irgendwann kommt der Zeitpunkt, da sie lernen müssen zu essen. Die Eltern müssen sie geduldig lehren, mit dem Löffel umzugehen und zu schlucken, denn die Verdauung des Kindes muss sich an die feste Nahrung erst gewöhnen.

Das Abstillen

Um den kindlichen Organismus langsam an die Umstellung zu gewöhnen, sollte die erste fremde Kost in Bezug auf Konsistenz und energetischer Wirkung der Muttermilch sehr ähnlich sein. Wie bei Kindern, die nicht gestillt werden können, bietet sich hier die Reissuppe aus Vollkorn-Rundkornreis an:
Ein Teil Vollkorn-Rundkornreis wird auf sechs bis zehn Teile Wasser vier Stunden gekocht. (Die Wassermenge ist abhängig von der Art des Herdes und der Stärke der kleinsten Flamme. Nach vier Stunden köcheln sollte die Reissuppe noch flüssig sein.) Der Reis zerfällt zu einer dünnen Suppe, die der Muttermilch sehr ähnlich ist. Anfangs wird sie durch ein Mulltuch oder feinmaschiges Sieb geseiht, da die Schalen des Reises noch zu grob sind. Diese neue Nahrung kann nach fünf bis sechs Monaten Stillzeit erstmals angeboten werden, um allmählich eine Brustmahlzeit zu ersetzen. Ob dies mittags, nachmittags oder abends geschieht, hängt zum einen vom Kind und zum anderen von der Mutter ab. Wird das Baby zum Beispiel abends mit der Muttermilch noch gut satt und schläft durch, ist es gut, mittags – anfangs

zusätzlich zum Stillen – Reissuppe zu geben. Der dünne Brei kann mit dem Löffel oder in der Flasche gegeben werden. Wenn das Kind abends nicht mehr satt wird und nachts alle zwei bis drei Stunden gestillt werden muss, kann das Baby am frühen Abend gestillt werden, und etwas später bietet man ihm die neue Nahrung an. Auf diese Weise schläft es länger, und die Mutter kann sich besser erholen.

Zu Anfang wird das Kind nur ein paar Schlucke trinken. Aber bereits nach drei bis vier Tagen wird es deutlich mehr sein. Nach etwa zwei Wochen wird die Reissuppe – statt durch ein Mulltuch zu seihen – durch ein Sieb gestrichen oder in ein Passiergerät mit Babybreieinsatz gegeben. Während der nächsten drei bis vier Wochen, ab dem Beginn des Zufütterns, wird sich die Menge auf etwa 180-200 ml steigern und eine Brustmahlzeit ersetzen. In dieser Zeit kann Ziegenmilch die Reissuppe anreichern, oder, wenn in der Familie keine Allergie vorliegt, frische Biorohmilch oder pasteurisierte Biovollmilch (beide müssen einmal vollständig zum Siedepunkt gebracht werden) zugegeben werden, damit das Kind besser satt wird. Man beginnt mit einem Teil Milch auf zwei Teile Reissuppe und kocht beides zusammen kurz auf. Wenn das Kind diese Nahrung vier Wochen lang gut vertragen hat, kann ein Teil Milch auf einen Teil Reissuppe gegeben werden. Gedeiht das Baby gut, spricht nichts dagegen, es milchfrei zu ernähren. Mandelmilch ist eine pflanzliche Alternative, die den Nährwert erhöht. Ein Teelöffel weißes Mandelmus aus dem Bioladen pro Mahlzeit wird in der warmen Reissuppe gelöst und ein paar Tropfen Weizenkeimöl untergerührt. Über die Muttermilch wird das Baby weiterhin gut versorgt. Zum Thema Milch lesen Sie bitte das vorhergehende Kapitel »Die Ernährung des Säuglings nach der Geburt«.

Gleichzeitig können dem Baby gekochte, pürierte Möhren gegeben werden. Dieses süße Gemüse ist thermisch warm, baut Qi auf, stärkt den Mittleren Erwärmer und ist sehr gut verdaulich. Dazu wird eine Biomöhre in Stücke geschnitten und in wenig Wasser bei geschlossenem Deckel weich gedünstet. Püriert und wieder mit ein paar Tropfen Weizenkeimöl ergänzt kann sie so mit dem Löffel gegeben werden oder als nahrhafte Mahlzeit mit der lang gekochten Reissuppe (ohne Milch) vermengt werden.

Wenn gegen Ende des siebten Monats eine Brustmahlzeit durch die Flasche oder mit dem Löffelchen ersetzt worden ist, kann damit begonnen werden, eine zweite durch die neue Kost zu ergänzen. Vier Wochen nach dem ersten Zufüttern, etwa nach dem siebten Monat vereinfacht sich die Zubereitung des Getreidebreis. Jetzt braucht der Reis nicht mehr vier Stunden lang zu köcheln, sondern er wird ein paar Stunden in Wasser eingeweicht und im Verhältnis ein Teil Vollkorn-Rundkornreis zu zweieinhalb Teilen Wasser 45 Minuten bei geschlossenem Deckel weich gekocht und anschließend püriert. Wird keine Milch beigegeben, reichert ein Teelöffel weißes Mandelmus aus dem Bioladen und ein halber Teelöffel Weizenkeimöl eine Portion von etwa 200 ml an.

Bis auch die zweite Brustmahlzeit (abends) komplett von der Getreidemahlzeit – mit Flasche oder Löffelchen gegeben – ersetzt wird, kann man dem Kind vier Wochen Zeit lassen. Das Abstillen wird auf diese Weise zu einem Prozess, der über mehrere Wochen verläuft. Mutter und Kind lösen sich langsam voneinander und das Kind lernt, sich allmählich an die neue Selbstständigkeit zu gewöhnen und Freude am neuen Essen zu haben. Indem die Mutter dem Kind Zeit lässt, sich von ihr zu entwöhnen, entsteht mehr und mehr Raum, den nun der Vater einnehmen kann. Der Kontakt zwischen Kind und Vater wird konkret, indem er das Baby füttert. Er muss nun nicht mehr hilflos zuschauen, wenn das Baby weint, weil es Hunger hat.

Ab dem neunten Monat kann nachmittags ein Getreide-Obstbrei zubereitet werden. Auch hier bleibt man erst einmal bei einer Sorte, wie süßer reifer Apfel oder süße Birne. Das Obst wird in etwas Wasser weich gedünstet und mit der Gabel zerdrückt.

Ausführliche Zubereitung des Getreide-Obstbreis finden Sie im nächsten Kapitel.

Feiert das Kind seinen ersten Geburtstag, werden es möglicherweise, neben dem Stillen, drei bis vier Breimahlzeiten sein, die das Baby zu sich nimmt.

So könnte der *Speiseplan* bis etwa 18 Monate aussehen:
Morgens Stillen,
vormittags Getreidebrei,
mittags Getreide-Gemüsebrei,
nachmittags Obstbrei,
abends Stillen und Getreidebrei.

Solch eine Ernährung ist ein Fest und ein Segen für das Kind. Durch die naturbelassenen Nahrungsmittel wird es mit reichlich Qi beschenkt. Ein Geschenk ist auch der Respekt vor seiner zarten Empfindsamkeit, dem durch die Einfachheit der Nahrung Rechnung getragen wird. Das liebevolle Zubereiten der Speisen gibt Ihnen als Eltern die Sicherheit, alles für Ihr Kind zu tun, was ihm heilend und stärkend zugutekommt. Wir wollen gesunde Kinder, damit sie das Geschenk ihres Leben voll auskosten können!

Gemüse-, Obst- und Getreidebrei

Es ist wichtig, dass das Kind als Fremdkost zu Anfang nur gekochte, thermisch warme oder neutrale Nahrung bekommt. Denn die menschliche Verdauung beruht auf einem Wärmeprozess, sozusagen auf einem inneren Kochvorgang. Die Nahrung wird mit Hilfe der Verdauungssäfte in eine Art Suppe verwandelt. Erst dann können einzelne Bestandteile verarbeitet und Qi extrahiert werden. Da der Magen jede Nahrung erst in eine solche Suppe verwandelt, sind Suppen oder gekochte, warme Speisen für ihn leichte Kost. Er braucht wenig Energie, um die Nahrung zu verarbeiten. Nicht so bei kalter oder roher Nahrung. Ein hoher Energieeinsatz ist nötig, um thermisch kalte Nahrung oder roh Gegessenes in die *Suppe* zu verwandeln. Da die Yang-Energie beim Baby noch sehr wenig entfaltet ist, wird der Verdauungsprozess durch kalte Nahrung überfordert. Und ausgerechnet die Banane – das Standardessen für Säuglinge – ist thermisch kalt. Der Organismus braucht mehr Energie, um sie zu verdauen, als er aus ihr gewinnen kann. Sie kühlt den Organismus ab, wodurch die Abwehr in Mitleidenschaft gezogen wird. Die Banane schwächt den Mittleren

Erwärmer und führt bei Dauergenuss schließlich zu einem chronischen Qi-Mangel der Milz mit all seinen Folgeerscheinungen.

Wissen Sie übrigens, warum nicht nur Kinder Bananen so sehr lieben? Ähnlich wie Weißmehlbrötchen und Schokolade enthalten sie opiatähnliche Substanzen. Bei Bananen sind dies die Stimmungsmacher Serotonin und Solsolinol. Bei überreifen Bananen kann die Wirkung so stark sein, dass leichte Rauschzustände erzeugt werden. Gerade im Fall der Banane ist es besonders bedauerlich, dass die westliche Ernährungswissenschaft nichts über die energetische Wirkung von Nahrungsmitteln weiß und im Allgemeinen auch nichts darüber wissen möchte. Denn hier wird dem Kind der Energiemangel bereits in die Wiege gelegt.

Seitdem es Überseetransporte gibt, wurde die bei uns traditionelle Babykost – Möhrenbrei und Fencheltee – von Bananen und Orangensaft abgelöst. Wer weiß, dass Früchte aus den heißen Klimazonen energetisch kalt sind und dazu dienen, den dort lebenden Menschen Erfrischung und Kühlung zu verschaffen, kann sich ausmalen, was diese Nahrung dem empfindlichen Baby, noch dazu in unserem kalten Klima, antut. Das im Aufbau befindliche Qi des kindlichen Verdauungstraktes, durch warme, Qi-reiche Muttermilch gut gestärkt, wird durch Bananen und Obstsäfte grundlegend geschädigt.

Kinder dagegen, denen von Anfang an warme Kost gegeben wurde, entwickeln ein deutliches Körpergefühl dafür, was ihnen gut tut und was nicht. Sie haben ein natürliches Verlangen nach Wärme. Wird dieses Bedürfnis durch thermisch neutrales und warmes, gekochtes Essen gestillt, ist der Grundstein für gesunde, ausgewogene Ernährungsgewohnheiten gelegt.

Gemüse

Das nicht gestillte Baby bekommt bereits ab dem vierten Monat gekochten, pürierten *Möhrenbrei*. Ein sechs Monate lang gestilltes Kind beginnt man etwa ab dem achten Monat mit Möhrenbrei zu füttern – mit der Flasche oder dem Löffel. Wird der Brei gut vertragen, kommen nach und nach andere Gemüsearten dazu, die auf die gleiche Weise ohne Gewürze und Salz zubereitet werden. *Möhre, Kürbis, Süßkartoffel und Pastinake* werden im ersten Jahr bevorzugt, besonders im Winter, da sie thermisch warm sind. Aufgrund ihres süßen Geschmacks und der gelben Farbe sind sie ganz besonders geeignet, das Erdelement – Milz und Magen – zu stärken. Ab dem zehnten Monat kann man *zartes Blattgemüse (zum Beispiel Mangold), Kohlrabi, rote Bete, Fenchel, Zucchini und Brokkoli* dazugeben. Zwischen jeder neuen Gemüsesorte wartet man ein paar Tage, ob sie vom Kind gut vertragen wird. Die letztgenannten Gemüse wirken leicht erfrischend. Sie sind geeignet, besonders im Sommer in Kombination mit den warmen gefüttert zu werden. Ab dem zwölften Monat können Sie auch frischen, zarten Blattspinat geben. Damit der Brei nahrhaft wird, gibt man etwas Mandelmus, ein Stückchen Butter oder etwas Sahne an den Brei. Bei der Auswahl und Zubereitung von Babynahrung ist es wichtig, dass Eltern nicht von ihren eigenen Bedürfnissen in Bezug auf Geschmack und Abwechslung ausgehen. Ein Säugling kann ohne Weiteres wochenlang als einziges Gemüse Möhren und Kürbis mit Getreide bekommen, ohne dass ihm etwas fehlt oder ihm diese Nahrung langweilig wird, vorausgesetzt, das Kind bekommt das, was ihm seiner jeweiligen Entwicklungsstufe entspricht: süß-neutrale und süß-warme Gemüse.

Rezept für den ersten Gemüsebrei, ab dem 6. bis 7. Monat zusätzlich zum Stillen:

100 g klein geschnittene Biomöhren in etwas Wasser bei geschlossenem Deckel weich dünsten. Mit dem Stabmixer pürieren.

Rezept für Gemüse-Getreidebrei, ab dem 7. Monat:

Etwa 100 g Gemüse (Möhre, Kürbis, Süßkartoffel, Pastinake) in wenig Wasser schonend dünsten.

1 EL Rundkornreis oder Süßreis (vorher eingeweicht) in 250 ml Wasser einmal aufkochen und 30-40 Minuten mit Deckel ausquellen lassen. Das Gemüse darunter mischen, etwas Weizenkeimöl zugeben und pürieren (siehe auch unter »Zubereitung von Getreidebrei«).

Getreide

Die Basis für die Babyernährung bilden Getreide, Gemüse und kleine Mengen Obst. Das Getreidekorn ist das kleinste Nahrungsmittel der Welt mit der größten Wirkung, denn sogar ein einzelnes Korn enthält die Kraft, um eine ganze Pflanze wachsen zu lassen. Seit die Kartoffel vor etwa hundert Jahren begonnen hat, das Getreide von unserem Teller zu verdrängen, wird Kartoffelbrei als tägliche optimale Babykost empfohlen. Aber die Kartoffel ist dem Getreide in keiner Hinsicht gleichwertig. Sie gilt als Gemüse, hat entsprechend wenig Qi und keine der vielen Vorzüge des Getreides. Dementsprechend sollte sie nur gelegentlich verwendet werden. Außerdem wächst sie unter der Erde, die Möhre zwar auch, aber im Gegensatz zu ihr wächst die Kartoffel nach unten, während die Möhre nach oben wächst. Entsprechend dem Gleichheitsprinzip in der Natur fördern Gemüsearten mit einer Wachstumsrichtung nach oben auch das Wachstum des Kindes nach oben. Das heißt, sie fördern die Himmelsverbindung sowie die Entfaltung des Geistes.

Getreide ist oder war in allen sesshaften Kulturen der Erde das wichtigste Nahrungsmittel. Dass die Kartoffel das Getreide von diesem Platz verdrängt hat, war ein Irrtum mit verhängnisvollen Folgen.

Weil sich die Eltern Qi-los ernähren, werden viele Kinder bereits mit einer schwachen Konstitution geboren. Alte Menschen, die vielfach noch mit Getreide und einfachen, natürlichen Nahrungsmitteln groß geworden sind, weisen oft eine wesentlich kräftigere Konstitution und Gesundheit auf als die Kinder unserer modernen Wohlstandsgesellschaft mit den übervollen Lebensmittelregalen.

Welches Getreide eignet sich für Babys unter einem Jahr?

Durch ihren süßlichen Geschmack sind Vollkorn-Rundkornreis, Süßreis und Hirse voller Lebenskraft und Lebenssaft. Süßreis ist optimal geeignet, wenn Ihr Kind nicht gut isst oder etwas zunehmen sollte. Er wirkt durch seine warme Thermik und den süßen Geschmack stärkender und nährender als die beiden anderen Getreide. In den Jahren meiner Berater-Tätigkeit gab es Babys unter einem Jahr, die mit Verdauungsproblemen auf Hirse reagierten. Wenn Sie auch diese Erfahrung machen, dann bleiben Sie bei Reis.

Getreidearten wie Weizen, Dinkel, Hafer und Gerste enthalten das Klebereiweiß Gluten, das bei der Verdauung auf besondere Art aufgespalten werden muss. Viele Kinder reagieren zunehmend allergisch, wenn sie diese schwer verdaulichen Getreidesorten zu früh, das heißt vor dem zwölften Lebensmonat bekommen. Da der Bedarf an Mineralien und Nährstoffen mit Reis und Hirse ausreichend gedeckt wird, genügen diese im ersten Lebensjahr völlig. Später können Weizen, Dinkel oder Gerste fein gemahlen oder als ganzes Korn gekocht und dann püriert werden. Damit sie besser vertragen werden, lässt man diese Getreidearten am besten über Nacht in Wasser quellen, bevor man sie kocht. Das ganze Korn braucht mindestens 45 Minuten, bis es weich ist und püriert werden kann. Verwendet man eins dieser Getreide gemahlen, dann weicht man es eine bis drei Stunden ein und kocht es 20 bis 30 Minuten auf kleiner Flamme, so wie man Grießbrei kocht.

Bei der Zubereitung von Reis und Hirse muss ebenfalls darauf geachtet werden, dass sie gut gekocht oder lange eingeweicht werden, da sie roh oder zu kurz gekocht schwer verdaulich sind. Die anfängliche Reissuppe, mit der das Baby abgestillt wird, kann frühestens ab dem siebten Monat von Getreidebrei abgelöst oder teilweise ersetzt werden. Die Zubereitung des Breis ist sehr einfach. Dazu wird das Getreide eingeweicht, gut weich gekocht und püriert. Oder man mahlt das Korn mit einer Handmühle oder einer elektrischen Getreidemühle für das Baby sehr fein und weicht es für mindestens 30 Minuten in Wasser ein, um es dann etwa zwanzig Minuten auf kleiner Flamme ausquellen zu lassen. Vollkorn-Rundkornreis hat sich für den ersten Kinderbrei am besten bewährt. Nach vier bis sechs Wochen Umgewöhnung können Süßreis und Hirse genauso zubereitet gegeben werden.

Zubereitung eines Getreide-Milchbreis und eines milchfreien Getreidebreis für morgens und abends, etwa ab Ende des siebten Monats:

Getreide-Milchbrei:
Wasser und Milch (Ziegen- oder Kuhmilch) werden im Verhältnis eins zu zwei gemischt. Für eine Flasche braucht man 165 ml Milch und 85 ml Wasser. In die Flüssigkeit gibt man zu Anfang einen Ess-

löffel, später zwei bis drei Esslöffel sehr fein gemahlenen, eingeweichten Vollkorn-Rundkornreis und bringt ihn zum Kochen. Auf kleiner Flamme lässt man den Brei zwanzig bis dreißig Minuten unter mehrmaligem Umrühren ausquellen. Dann schlägt man etwas Weizenkeimöl unter. Man füllt den Brei in eine Flasche oder auf einen Teller und lässt ihn auf angenehme Temperatur abkühlen. Der Brei kann auf einmal für morgens und abends gekocht und im Kühlschrank verschlossen aufbewahrt werden. Statt Vollkorn-Rundkornreis können Sie so auch Süßreis zubereiten.

Da Milch in größeren Mengen Schleimablagerungen im Organismus erzeugt und die Milz mit der Umwandlung des Schleims belastet wird, sollte sie nicht in jedem Getreidebrei enthalten sein. Bedenken Sie, dass Sie das Baby, solange es Ihre Muttermilch bekommt, auch milchfrei ernähren können. Mit Getreide aus dem vollen Korn, Mandelmus, frischem Gemüse und Obst und Ihrer Milch ist es mit allem bestens versorgt.

Milchfreier Getreide-Reisbrei:
In 250 ml Wasser werden anfangs 1 El, später dann 2-3 EL fein gemahlener, eingeweichter Vollkorn-Rundkornreis gegeben und nach dem Aufkochen 20-30 Minuten ausquellen gelassen. 2 Tl weißes Mandelmus und 1 TL Weizenkeimöl werden untergerührt. Süßreis kann genauso zubereitet werden.

Milchfreier Hirsebrei:
In 250 ml Wasser wird anfangs 1 EL, später 2-3 EL Hirse eingerührt, zum Kochen gebracht und bei geschlossenem Deckel 30 Minuten auf kleinster Flamme ausquellen gelassen. Anschließend fein pürieren. So zubereitet ist Hirse weniger bitter und besser bekömmlich. Vollkornreis und Süßreis können ebenso zubereitet werden.

In Naturkostläden gibt es verschiedene Getreideflocken für Babys zu kaufen. Da sie praktisch in der Zubereitung sind, können sie gelegentlich hilfreich sein. Aber erstens sind sie kostspieliger, und zweitens hat Getreide, wenn es zu Hause direkt vor der Zubereitung gemahlen wird, mehr Qi.

Obst

Ebenso wie Gemüse sollte der Säugling auch Obst nur gekocht erhalten, da – wie schon mehrfach erwähnt – gekochte Nahrung leicht verdaulich ist und der Organismus daraus mehr Säfte und Qi als aus rohem Obst und Gemüse extrahieren kann. Die meisten einheimischen Obstsorten sind außerdem thermisch erfrischend, das heißt, sie haben eine leicht kühlende Wirkung auf den Organismus. Die direkt abkühlende Wirkung auf Magen und Milz wird bei einheimischem Obst ausgeschaltet, indem es gekocht wird. Südfrüchte sollten in der Kindernahrung weitgehend vermieden werden, weil sie wie Bananen thermisch kalt sind und dadurch Kälte und Stagnation im Verdauungstrakt verursachen. Je jünger das Kind ist, um so empfindlicher ist es für diese durch Nahrungsmittel ausgelöste innere Kälte. Da Bananen sehr süß sind und eine breiige Konsistenz haben, die dem Verlangen von kleinen Kindern sehr entgegenkommt, sollte man sie grundsätzlich vermeiden, damit das Kind erst gar kein Verlangen nach diesem sehr süßen Obst entwickeln kann. Wie bei der Erwachsenenernährung empfiehlt es sich, einheimisches Obst der Saison zu bevorzugen, denn dadurch bekommt das Kind genau das, was in der jeweiligen Jahreszeit gebraucht wird.

Da dem Kind eine Reizüberflutung durch ständig wechselnde Geschmacksvariationen eher schadet als nützt, kann im Winter getrost immer wieder zum altbewährten Apfel gegriffen werden. Da süße Äpfel weniger kühlend wirken als saure, sollten erstere bevorzugt werden. Man bereitet sie folgendermaßen zu:

Der Apfel wird geschält, klein geschnitten, kurz weich gekocht und mit der Gabel zerdrückt. Einen biologischen Apfel kocht man mit Schale und streicht ihn durch ein Sieb. Wenn der Apfel nur wenig natürliche Süße enthält, kann eine kleine Menge Gerstenmalz untergerührt werden. Vermischt mit Getreidebrei ergibt er ein vorzügliches Nachmittagsgericht.

Eine andere Variante: Der geschälte Apfel wird auf einer Glasreibe gerieben und kurz gedünstet.

Im Sommer können auch andere Früchte auf die gleiche Weise zubereitet werden: Birnen sind abkühlender als Äpfel; Aprikosen, Pfirsiche, Himbeeren und Zwetschgen, wie immer natürlich aus biologisch kontrolliertem Anbau.

Rezept für einen Obstbrei ab dem siebten Monat als Zwischenmahlzeit:
Einen halben süßen Apfel klein schneiden und in wenig Wasser kurz weich dünsten. Anfangs pürieren, später dann mit der Gabel zerdrücken.

Obst wird am besten verdaut, wenn es alleine gegeben wird. Es verträgt sich nicht mit Milch! Geben Sie den Obstbrei als Zwischenmahlzeit 15 Minuten vor dem nächsten Essen oder zwei Stunden danach. Allgemein kann man sagen, dass Obst mit Getreide vermischt nicht ganz ideal ist. Durch unterschiedliche Verdauungszeiten von Obst und Getreide kann es zu Gärung im Magen kommen. Meiner Erfahrung nach vertragen Kinder süßes, gedünstetes Obst gut mit gekochtem Getreide. Saures, rohes Obst wie Mandarine oder Orange oder thermisch kaltes Obst wie Banane oder Melone dagegen führen in der Kombination mit Getreide zu Stagnation im Verdauungstrakt.

Zum Thema Einfrieren und Mikrowelle

In vielen Kinderernährungsbüchern wird empfohlen, Gemüsemahlzeiten in größeren Mengen zuzubereiten und portionsweise einzufrieren. Der Einfachheit halber werden die Portionen dann in der Mikrowelle erhitzt. In einem Buch wird stillenden Müttern sogar empfohlen, die Milch abzupumpen und in einem Eiswürfelbehälter zu Würfeln zu gefrieren. Es hätte nur noch der Rat gefehlt, einen kleinen Stiel in die Milch zu stecken, bevor sie vollends gefroren ist, damit das Kind daran lutschen kann. Dazu kann man nur sagen, dass in unserer modernen Gesellschaft, in der Geld wichtiger als Zeit ist, viele verrückte Dinge erfunden werden, von denen einige der Gesundheit und der Lebensqualität des Menschen massiv schaden. Energiemangel und Schäden im Verdauungstrakt durch tiefgefrorene Speisen und Nahrung, die in der Mikrowelle erhitzt oder zubereitet wird, entstehen langsam und schleichend. Würde man den Prozess im Zeitraffer darstellen, würde kein Mensch mehr gefrorene oder Mikrowellen-erhitzte Nahrung zu sich nehmen. Ähnlich wie bei der für Kleinkinder empfohlenen Banane fehlt auch hier das Wissen um die energetische Wirkung. Mikrowellen-erhitzte Nahrung ist in ihrer Schwingung derart verändert, dass sie vom Organismus überhaupt nicht mehr als Nahrungsmittel *erkannt* wird. »Man könnte genauso gut Zeitungspapier essen«, formulierte es einer unserer Lehrer einmal etwas drastisch. Er hatte nach vielen Jahren der Ernährungsberatung die Auswirkungen der Mikrowelle bei Kindern und Erwachsenen gesehen, als die Mikrowelle gerade ihren ersten Boom erlebte.

In einer Forschungsreihe, über die in der Zeitschrift »Raum und Zeit« berichtet wurde, hat man festgestellt, dass sich das Blutbild der Probanden, die mit Mikrowellenkost ernährt wurden, in der gleichen Weise verändert hat, wie dies bei Menschen der Fall ist, die unter Krebs leiden. Abgesehen davon ist inzwischen zur Genüge bekannt, dass Mikrowellengeräte gesundheitsschädliche Strahlen abgeben. Bei Tests über die Schädlichkeit dieser Strahlung wurden befruchtete Hühnereier in der Nähe von Mikrowellengeräten gelagert, woraufhin der Embryo im Ei starb.

In der Ernährungsberatung stellen wir seit Jahren immer wieder fest, dass bei Erwachsenen und Kindern, die regelmäßig Tiefkühlkost oder Mikrowellen-erhitzte Nahrung verzehren, massive Verdauungsstörungen zusammen mit chronischem Energiemangel auftreten. Es ist nicht unsere Aufgabe, diese Aussagen wissenschaftlich zu belegen. Da die TCM eine Erfahrungswissenschaft ist, genügen uns die alarmierenden energetischen Veränderungen, die wir mit unseren Methoden an Patienten und Klienten in der Ernährungsberatung bedauerlicherweise feststellen. Es ist auch nicht zu erwarten, dass die Schädlichkeit von Tiefkühlkost und Mikrowellenkost in nächster Zeit wissenschaftlich belegt und veröffentlicht werden wird. Ein Schweizer Wissenschafter, dem Veröffentlichungen über gesundheitsschädliche Auswirkungen von Mikrowellen in der Zeitschrift »Raum und Zeit« zu verdanken sind, wird seit Jahren auf übelste Weise von der Mikrowellenindustrie mit gerichtlichen Klagen und Drohungen verfolgt.

Beim Einfrieren wird aus energetischer Sicht die natürliche thermische Wirkung des Nahrungsmittels extrem in Richtung Kälte verändert, sodass diese Nahrung selbst nach dem Erhitzen immer noch thermisch kalt wirkt. Durch das Erstarren in der Kälte geht außerdem die Lebendigkeit des Nahrungsmittels, die sich in seinem Qi ausdrückt, verloren. Da der Organismus aus dieser Nahrung keine Energie gewinnen kann, sondern vermehrt Energie bereitstellen muss, um sie zu verdauen, wird der Verdauungsprozess verlangsamt. Die Nahrung verweilt länger als normal im Verdauungstrakt und ist fruchtbarer Nährboden für Fäulnis und Gärung. Die hierbei entstehenden Giftstoffe und Schlacken lagern sich im Körper ab. Neben dem Mangel an Qi bei tiefgefrorenen Nahrungsmitteln ist dies der Hauptgrund für die energetische Schwäche, die Tiefkühlkost bei Erwachsenen langfristig, bei Kindern jedoch schon in relativ kurzer Zeit verursacht. Bei Mikrowellen-erhitzter oder -zubereiteter Nahrung oder Getränken handelt es sich um ein ähnliches Phänomen. Erstens geht durch die Bestrahlung das Qi der Nahrung verloren. Und zweitens stellt die daraus resultierende längere Verweildauer im Darm eine Belastung für den Körper dar, die mit der Ablagerung von toxischen Stoffen einhergeht. Das Gleiche gilt übrigens auch für Nahrungsmittel, die zur Haltbarmachung in den meisten europäischen Ländern – allen voran Holland und Belgien – bestrahlt werden. Gesunde Alternativen der Haltbarmachung sind die traditionellen Methoden: trocknen, dörren, in Öl einlegen, säuern und einkochen.

Die liebevolle Zubereitung der Kindernahrung

Für die Chinesen ist Essen köstlich schmeckende Medizin. Anders als bei uns ist die Krankheitsvorsorge in China fast so etwas wie ein Volkssport. Und das wichtigste Mittel, um Lebenskraft und Lebensfreude zu stärken, ist die Nahrung. Aber nicht nur das Qi der Essenszutaten ist entscheidend für die gesundheitsfördernde Wirkung der Speisen, sondern auch das Qi des Kochs oder der Köchin. »Wie viel Qi das Essen hat, ist abhängig vom Qi des Kochs«, sagen die Chinesen und erlauben nicht, dass jemand, der krank ist, sein Essen selbst zubereitet, weil das Essen in dem Fall kein Qi hätte. Gar nicht so erstaunlich ist diese Einstellung, wenn man bedenkt, dass auch bei uns im Westen die *Liebe*, mit der eine Speise zubereitet wurde, eine wichtige Rolle spielt. Wir wissen vielleicht nicht so viel über energetische Zusammenhänge wie die Chinesen, aber dass Liebe durch den Magen geht und eine mit Liebe zubereitete Mahlzeit besonders köstlich schmeckt, wissen auch wir.

Es ist sicher einfach, eine Banane mit Quark zu verrühren oder ein Gläschen Kindernahrung in die Mikrowelle zu schieben. Aber macht es nicht Freude und lohnt es nicht den geringen Aufwand, etwas Getreide und Gemüse liebevoll zu kochen in dem Bewusstsein, dass dieses Essen dem Kind wirklich guttut und seiner Entwicklung von großem Nutzen ist? Manche Eltern drücken ihre Liebe dadurch aus, dass sie dem Kind das geben, was es am liebsten mag. Und wenn es erst einmal an die Süße der Banane und die breiige Konsistenz von Milchprodukten gewöhnt ist, kommt es der Mutter vielleicht entgegen, dass das Kind lieber Banane mit Quark als Getreidebrei mag.

Würde man den Säugling fragen, was er lieber mag, würde er sagen: »Das müsst ihr doch wissen.« Säuglinge haben noch keinen Instinkt dafür, was ihnen zuträglich ist und was nicht. Dieser Instinkt erwacht erst später und insbesondere dadurch, dass das Kind Qi-reiche und gut bekömmliche Kost kennen lernt. Kinder, deren Geschmackssinn durch die übermäßige Süße von Zucker oder Fruchtsäften verdorben ist, können der milden Süße von Karotten und Getreide wenig abgewinnen. Deshalb ist es wichtig, dass das gesunde Essverhalten des Kindes von den Eltern behutsam und beharrlich gesteuert wird. Am besten dadurch, dass sie dem Kind ein gutes Vorbild sind.

Was das Baby alles nicht braucht

Der Mensch wird heutzutage mit ständig wechselnden Eindrücken und sich schnell bewegenden Objekten bombardiert. Energetisch gesehen führt dies zu einer Erschöpfung der Säfte im Organismus, einhergehend mit innerer Unruhe. Davor muss das Baby geschützt werden. Beispielsweise dient das zusammenklappbare Dach beim Kinderwagen natürlich als Regenschutz. Aber darüber hinaus schützt das Dach das Kind vor einem Überschuss an visuellen Reizen. Dem Kinderwagen Sichtfenster und ein Plastikdach zu verpassen ist absurd. Denn ein Kind in der Stadt ist ohnehin viel zu vielen Eindrücken und Geräuschen ausgesetzt. Außerdem war der Kinderwagen ursprünglich so konzipiert, dass das Kind seine Eltern jederzeit vor Augen hat. Der Blickkontakt gibt ihm Sicherheit und Geborgenheit.

Solange das Kind klein ist, kann es in einem Tragetuch umgebunden werden, sodass es all den Reizen nicht *alleine* ausgesetzt ist. Ein leichtes Seidentuch über den Kopf gelegt oder eine Mütze hilft außerdem, den hochsensiblen Organismus vor hektischen Schwingungen zu schützen.

Die Vielfalt der Nahrung kann beim Kind auf körperlicher Ebene eine Reizüberflutung bewirken. Reizüberflutung heißt Zerstreuung und ist das Gegenteil von Zentriertheit. Sie schadet dem Zentrum des Kindes, seiner inneren Stabilität, dem Erdelement mit seinen Organen Magen und Milz.

Demzufolge zeichnet sich die Kinderernährung nach den Fünf Elementen durch ihre Einfachheit aus. Einige wenige energetisch hochwertige Getreide und Gemüse reichen aus, dem Kind alles zu geben, ohne dass es ihm jemals langweilig wird oder es gar Mangel leidet. Wenn es um die Bedürfnisse des Kindes geht, dürfen Eltern nicht von ihrem durch ständig wechselnde Genüsse verwöhnten Gaumen ausgehen, sondern sich vor Augen halten, dass der süße Geschmack in Form von Getreide und Gemüse genau das richtige für das Kind ist.

Wenn Getreide, frisches Gemüse und Obst gegeben werden, kann auf alles Weitere verzichtet werden. Das Baby braucht weder *Fleisch noch Eier*, denn sie enthalten zu viel Eiweiß, was den Wachstumsprozess des Kindes auf unnatürliche Weise beschleunigt. Außerdem ist die Yang-Energie von Fleisch zu stark für ein Kind, das noch nicht drei Jahre alt ist. Das Yang des Kindes braucht Zeit, um sich langsam zu entfalten. Fleisch würde diesen Prozess zu sehr beschleunigen. Das Yang im Kind ist eine sehr starke Kraft, die behutsam gelenkt sein will. Wird das Yang zu früh geweckt – durch Fleisch oder einen Überschuss an äußeren Reizen – entsteht innere Unruhe: Der Säugling schläft zu wenig und wird überaktiv.

Ganze Wellen von Informations-Kampagnen darüber, was Babys und Kleinkinder alles brauchen, verursachen große Verunsicherung bei Eltern. Unsere moderne Industrie-Profit-Gesellschaft kümmert sich seit einiger Zeit vermehrt um die Eisenversorgung der Kinder. Wenn Säuglinge ab dem sechsten Monat nicht fünfmal pro Woche Fleisch bekämen, wie Ernährungswissenschaftler, Fachärzte und Forschungsinstitute für Kinderernährung den Eltern nahe legen, käme es angeblich zu einem Mangel mit Folgen. Es besteht kein Grund zur Sorge. Die in selbst zubereiteten Speisen aus unbehandeltem Gemüse, Getreide und Obst vorhandenen Vitamine und Mineralien sind in ihrem natürlichem Verbund genau so, wie es der menschliche Organismus braucht und zu eigenen Körperfunktionen umwandeln kann. Das zur Blutbildung nötige Eisen braucht Qi, Vitamine und Mineralien aus der frischen unbehandelten Nahrung und ein starkes Verdauungsfeuer für die Umwandlung zu körpereigenem Qi und Blut. Würde es Ihnen gut tun, ausschließlich, tagein tagaus, Fertigkost aus dem Glas oder aus der Tüte zu essen?! Eisen tierischer Herkunft ist zwar leichter verwertbar, aber in genügend pflanzlichen Lebensmitteln ist reichlich Eisen enthalten, das in der Kombination mit Vitamin C-haltigem Gemüse und Obst für den Körper ebenfalls problemlos zu verwerten ist. Mag sein, und es verwundert nicht, dass Babys, die Fertigkost bekommen, einen Blutmangel haben könnten. Aber was kann noch alles daraus entstehen? Irgendwann helfen dann wirklich nur noch Medikamente, sodass die Pharma-Industrie schon die ernährungsbedingten Krankheiten im Visier hat. Es ist ein Dilemma – es betrifft unsere Kinder! Fangen Sie an, eigenständige Entscheidungen für Ihr Kind zu treffen und schenken Sie den fragwürdigen Empfehlungen keinen Glauben. Der gesunde Menschenverstand mit dem intuitiven Gefühl, was wahr ist, trügt nicht.

Auf *Fruchtsäfte* kann ebenfalls verzichtet werden. Säuglinge gewöhnen sich schnell daran und sind dann mit einem einfachen, ungesüßten Tee oder mit Wasser, was zum Durstlöschen genügen würde, nicht mehr zufrieden. Außerdem macht Fruchtsaft satt und der liebevoll zubereitete Gemüsebrei wird nicht mehr gegessen. Säfte oder andere Getränke, die *Zucker* enthalten, müssen unbedingt vermieden werden. Zucker schwächt das Qi des Kindes, und es wird schnell süchtig nach dem süßen Geschmack. Durch Zucker wird das natürliche Geschmacksempfinden des Kindes völlig verdorben. Deshalb hat Zucker in der Kinderernährung nichts zu suchen. Aufgrund der industriellen Verarbeitung wird roher Rohrzucker so umkristallisiert, dass alle Begleitstoffe als Abfall wegfallen. Aber gerade diese Begleitstoffe enthalten alle Vitamine und Mineralien, die Rohzucker so wertvoll machen. Wenn weißer Zucker gegessen wird, muss der Körper aus seinen eigenen Reserven Mineralien und Vitamine bereitstellen, um ihn zu verdauen. So führt der Konsum von weißem Zucker zu Mineral- und Vitaminmangel, was sich in früher Kariesbildung äußert. Zuckersucht bei Kindern zeigt sich zuerst an Unruhe und später an Konzentrationsschwäche und verminderter Ausdauer. Zusätze in jeder Fertignahrung wie Zucker, Glucosesirup, Fruchtzucker, Aromen, und Geschmacksverstärker tricksen die natürliche Appetitkontrolle des kindlichen Körpers aus. Es isst mehr, als es eigentlich braucht, weil es so *gut* schmeckt. Beachten Sie bitte: Auch wenn zuckerfrei auf dem Etikett steht, ist doch Glucosesirup darin enthalten.

Es wird immer wichtiger, darauf zu achten, was Sie und vor allem Ihre Kleinen jeden Tag essen. In den ersten drei Lebensjahren werden die Weichen für die körperliche Konstitution und Gesundheit gestellt. In dieser Zeit prägt sich auch das gesamte Essverhalten des Kindes, das sich über viele Jahre, meist lebenslang, nicht mehr ändert.

Im ersten Lebensjahr braucht das Kind weder *Gewürze* noch *Salz*. Salz belastet die Nieren und führt zu Verhärtungen im Körper. Würde man Säuglingen herkömmliches Mineralwasser geben, würden sie schon nach kurzer Zeit mit Fieber und Ödemen reagieren. Es gibt nur wenige äußerst mineralienarme *Quellwässer*, die für Säuglinge in Frage kommen (Beispiel: Lauretana, St. Leonardsquelle, beide im Bioladen erhältlich).

Das Kleinkind

Warum sind Eltern in den ersten drei Lebensjahren ihres Kindes so sehr an ihr Zuhause gebunden? Warum reagieren Kleinkinder so empfindlich, wenn sie in ihren Gewohnheiten oder in ihrem Rhythmus gestört werden?

Das Kind braucht die ersten drei Lebensjahre, um sein Erdelement zu entfalten, auf der Erde richtig anzukommen und buchstäblich Wurzeln zu schlagen. Sagt das Kind zum ersten Mal »ich«, ist dies ein denkwürdiger Moment, der anzeigt, dass es beginnt, sich seiner eigenen Identität bewusst zu werden und sein Gegenüber als »du«, als getrennt von sich selbst zu erleben. Bisher war das Kind nicht in der Lage, sich als eigenständiges Wesen mit einer eigenen Mitte zu erleben, sein Erdelement war noch zu unreif. Es war völlig abhängig von der engen Bindung an die Eltern, von seiner vertrauten Umgebung und von der Sicherheit der regelmäßig wiederkehrenden *Rituale* wie Füttern und Liebgehabtwerden. Diese Phase ließ den Eltern und insbesondere der Mutter wenig Raum zur eigenen Entfaltung. Die Einschränkung ihrer persönlichen Freiheit ist für Eltern vielleicht leichter zu verkraften, wenn sie sich die für das Kind notwendigen Lebensbedingungen vor Augen halten und sich die Zusammenhänge bewusst machen: Ständiges Umsorgtsein, bedingungslose Liebe und rhythmische Abläufe im Alltag geben dem Kind Schutz, Geborgenheit und die Erfahrung, dass die Umgebung, in die es hineingeboren wurde, grundsätzlich liebevoll ist. Mit anderen Worten: Von den Eltern braucht es die Stabilität des Erdelementes, die es selbst erst noch erwerben muss. Die positiven Eindrücke der ersten Lebensjahre geben dem Kind Urvertrauen und die Möglichkeit, sein inneres Potenzial zu einer reifen, starken Persönlichkeit zu entfalten, indem es seine Umwelt neugierig und offen erkundet und erlebt.

Regelmäßigkeit beim Schlafen und Füttern des Kindes schaffen schließlich auch Raum für die Eltern. Wie angenehm ist es für die Mutter zu wissen, dass das Kind immer zur gleichen Zeit schläft, zu bestimmten Zeiten isst und jeden Abend bei einem Liedchen am Bett einschläft. Die Regelmäßigkeit beim Kind stellt sich allerdings nur dann ein, wenn die Eltern ihren Lebensgewohnheiten einen Rhythmus zugrunde legen.

Häufige Reisen, Umzüge oder chaotische Lebensumstände im Alltag machen es dem Kind schwer, innere Stabilität zu entwickeln und zur Ruhe zu kommen, um den für seine gesunde Entwicklung so wichtigen ausgiebigen Schlaf zu finden.

Bei aller Liebe und Fürsorge, die das kleine Kind braucht, ist es allerdings genauso wichtig, ihm genügend eigenen Raum zu lassen. Wie ein junges Bäumchen, das ausreichend Platz braucht, um einen kräftigen Stamm zu entwickeln, nach oben zu wachsen und seine Krone zu entfalten, entfaltet das Kleinkind das Potenzial des Holzelementes durch Spielen, Toben und eigene Kreativität. Im Zusammenhang mit der Entwicklung des Kindes steht das Holzelement für Wachsen, Entfaltung und Durchsetzungskraft. Wird die äußerst lebendige Energie des Holzelementes im Kind zu sehr eingeengt, kommt es zu Stagnationen im Bereich der Holzorgane Leber und Gallenblase. Durch unkontrollierte Zornausbrüche versucht der Organismus die Energiestagnation aufzulösen. Das zugrunde liegende Problem ist jedoch die Unfähigkeit des Kindes, sein gesundes Durchsetzungspotenzial und seine Selbstverwirklichung zu leben, weil es dafür keinen Raum hat.

Besitzergreifende Liebe, übertriebene Fürsorge oder ungerechte Behandlung stellen ebenfalls Einengungen dar, die ihrerseits die Metallorgane Lunge und Dickdarm blockieren. Asthma, Hautausschläge und Verstopfung bei Kleinkindern sind Erkrankungen, die mit diesen Organen und mit den dem Metallelement zugeordneten psychischen Zuständen von Traurigkeit oder emotionaler Einengung durch *zu viel Liebe* in Zusammenhang stehen.

Die Kunst bei der Kindererziehung besteht letztendlich darin, das richtige Maß zu finden. Zum einen müssen nachdrücklich, aber mit viel Einfühlungsvermögen Grenzen gesetzt werden, damit das Kind eine Orientierung hat – und nicht zuletzt damit sich die Eltern einen eigenen persönlichen Freiraum erhalten. Zum anderen braucht das Kind Raum, um sich zu entfalten, um zu lernen und Erfahrungen zu sammeln. Es ist heutzutage eine traurige Tatsache, dass mehr als ein Drittel aller erwachsenen Klienten, die zur Ernährungsberatung kommen, unter einem sogenannten Leber-Qi-Stau leiden, das heißt, einer Energieblockade im Lebermeridian, die auf frühkindliche Frustration durch übermäßige Einengung zurückzuführen ist. Der Kloß im Hals und die innere Anspannung, die mit diesem Zustand einhergehen, sind Zeichen dafür, dass der Mensch nicht gelernt hat, seine Durchsetzungsfähigkeit angemessen zu leben und in Konfliktsituationen mit einer ungesunden Form der Zurückhaltung der Leberenergie, die einem gesunden Aggressionspotenzial gleichzusetzen ist, reagiert. Unterdrückte Wut oder unkontrollierte Zornausbrüche sind gleichermaßen Anzeichen für einen Leber-Qi-Stau. Viele Erkrankungen gehen mit Energiestagnation einher: Gewebeansammlungen wie Krebs, Myome, Zysten und Tumore, außerdem einige Formen von Bluthochdruck und Hirnschlag, um nur einige zu nennen.

Bei seinem ersten Besuch im Westen wurde ein junger tibetischer Lama (spiritueller Lehrer) über seinen Eindruck von unserer Gesellschaft befragt, und er sagte:»Je weiter die technische Entwicklung in einem Land fortgeschritten ist, um so mehr Zeit müssen die Menschen aufwenden, um ihr Leben zu organisieren und all die Geräte, die sie benutzen, zu bedienen und zu warten.« Mit anderen Worten: Unser Leben ist durch äußere Bedingungen bereits sehr stark eingeengt. Dieser Druck führt bei vielen Menschen zu innerer Anspannung und Zeitmangel. Um in der äußerlich hektischen Welt Raum für ein Kind zu schaffen, brauchen Eltern einen inneren Raum der Ruhe und Zufriedenheit, dazu die Einsicht, dass die gesunde Entwicklung des Kindes wichtiger ist als perfektes Funktionieren, Ordnung und Sauberkeit.

KINDERKÜCHE – WIE ERLEBT DAS KLEINKIND DIE NAHRUNG?

Nun ist die schöne Zeit gekommen, in der sich das Baby zum Kleinkind entpuppt. In seinem Hochstühlchen ist es in Augenhöhe mit den Eltern gerückt und nimmt an den Mahlzeiten teil. Es schaut Eltern oder älteren Geschwister zu und versucht nachzuahmen, wie sie essen. Am Tisch essen zu lernen geschieht einzig und allein durch Imitation. Eltern, die ihrem Kind ein gutes Vorbild sind, sorgen dafür, dass sich das Kind ein gutes Essverhalten aneignet und mit Freude und Appetit isst. Natürlich gelingt der Umgang mit dem Löffelchen nicht auf Anhieb. Geduld und Nachsicht vonseiten der Eltern sind nötig, um dem Kind das erste Experimentieren mit dem Essen am Tisch zu einem angenehmen Erlebnis werden zu lassen. Das Kind wird in seiner Selbstständigkeit bestärkt, wenn ihm nicht bei jeder Schmiererei gleich das Löffelchen aus der Hand genommen wird, um es wieder zu füttern.

Durch den Zuspruch der Erwachsenen bekommt es Vertrauen in seine Fähigkeiten, und mit der Zeit geht es immer besser. Sehr schnell stellt sich auch Interesse an der Zubereitung ein, und das Kind beobachtet aufmerksam, wie der Pürierstab das gekochte Gemüse zerkleinert, wie der Brei abkühlt und auf sein Tellerchen getan wird. Schon kleine Babys lieben es, mit echten Kochtöpfen und Kochlöffeln zu hantieren und lassen oftmals das pädagogisch wertvolle Spielzeug unbeachtet liegen. Die Küche wird mehr und mehr zu einem großen, aufregenden Experimentierraum, und das Kind lernt von Anfang an, dass die Zubereitung des Essens eine schöne, wichtige Arbeit ist. Wenn es etwas größer ist, verfolgt es mit Spannung, was sich in den Töpfen abspielt. Und bald kann es schon mithelfen, eine Salatsoße zu verrühren oder das zu heiße Fläschchen mit kaltem Wasser abzukühlen.

Kinder erleben Nahrung mit allen Sinnen. Sie wollen anfassen, befühlen, riechen und schmecken. Auf spielerische Weise lernt schon das einjährige Kind den Umgang mit verschiedenen Nahrungsmitteln und hat viel Spaß beim gemeinsamen, kreativen Zubereiten von Speisen. Es will miteinbezogen und ernst genommen werden. Und es braucht das Vertrauen der Mutter, die es eigenständig etwas verrichten lässt. Es braucht Lob für seine Kreativität – ungeachtet des Ergebnisses. Eltern müssen natürlich um die Gefahren wissen und das Kind davor schützen, wenn es auf einem Stuhl stehend in der Nähe von heißen Töpfen oder mit Küchengeräten hantiert. Erstaunlich schnell werden Kinder zu richtigen kleinen Küchenkünstlern, die geschickt experimentieren, mit Freude essen und an allem, was mit Küche und essen zu tun hat, viel Spaß haben. Ganz nebenbei lernen sie, wie viel Freude es macht, gutes Essen aus frischen Zutaten zuzubereiten, Getreide durch die Hände rieseln zu lassen, mit einer Mühle Mehl zu zaubern und wie man aus Obst und Nüssen leckere Süßigkeiten herstellt. Schon in diesem frühen Alter wird der Grundstein für gesunde Essgewohnheiten gelegt. Ein Kind, das zu Hause gelernt hat, mit Freude selbst zu kochen, spürt später sehr deutlich den Unterschied zwischen liebevoll zubereitetem Essen und labbrigen Fertiggerichten. Auch braucht es später nicht – aufgrund mangelnder Kochkenntnisse – auf Fastfood und Konserven zurückzugreifen.

Kinder müssen stark gemacht werden!

Ebenso wie beim Säugling geht es auch beim Kleinkind darum, den Mittleren Erwärmer zu stärken, denn dieser befindet sich immer noch in der Aufbauphase und ist das schwächste Glied der Kette. Für das gesunde Wachstum des Kindes spielen Ernährung, Aufnahme der Nährstoffe und Qi-Aufbau nach wie vor die Hauptrolle. Selbst geringfügige Fehler bei der Ernährung des Kindes können zu ernsthaften Beschwerden führen. Hat das Kind zu viel Kaltes gegessen oder getrunken, kann es leicht zu einer Erkältung, zu Schnupfen, Husten oder Durchfall kommen. Wie bereits erläutert, schwächt kalte Nahrung die Milz und damit die innere Abwehr. Die Milz hat die Aufgabe, das *Klare*, das heißt das Verwertbare, und das *Trübe*, das Unverwertbare der Nahrung, zu trennen. Das Klare wird als reines Qi in den Energiekreislauf geleitet, das Trübe wird als Fäkalien und Urin ausgeschieden. Bei einer Milzschwäche werden Klares und Trübes nur unzureichend getrennt, und Trübes sammelt sich in Form von sogenanntem Schleim an. Durch die aufwärtsgerichtete Yang-Energie wird der Schleim in den Oberen Erwärmer gebracht, wo er Schnupfen, chronische Erkältung, Mittelohrentzündung und so weiter auslöst.

Allen voran führen Milchprodukte – Trinkmilch, Joghurt, Käse und so weiter – zu Schleimbildung, ganz besonders dann, wenn sie mit abkühlenden Früchten wie Banane kombiniert werden. Das typische Kinderessen Quark oder Joghurt mit Banane ist das Schlechteste, was man einem Kind als Nahrung anbieten kann. Der sehr markante Ausspruch einer unserer Lehrer:»Banane macht dumm«, beschreibt in Kürze, wie Bananen auf die geistige Entwicklung des Kindes wirken. Die abkühlende Wirkung der Banane und die Schleim bildende Wirkung des Quarks führen in Kombination sehr schnell zu einer Qi-Schwäche der Milz mit Schleimansammlungen. Dadurch werden der Obere Erwärmer und somit das Gehirn nicht ausreichend mit Energie versorgt. Außerdem macht die feuchte Schleimansammlung das Kind träge, weil sie verhindert, dass Qi in ausreichendem Maße im Körper zirkuliert. Diese Trägheit äußert sich immer auch in geistiger Lethargie und mangelnder Lebensfreude. Demzufolge ist das Kind geistig weniger rege, wach und aufnahmefähig. Bei Erwachsenen spricht man im Zusammenhang mit Qi-Mangel der Milz von Konzentrationsschwäche.

Die trüben Bestandteile der Nahrung, die bei einer Milzschwäche nicht ausgeschieden werden, sich im Verdauungstrakt sammeln und Schleim bilden, führen schließlich in Kombination mit der Körperwärme zu einer sogenannten *feuchten Hitze* oder *aufsteigendem, heißen Dampf*. Dieses Geschehen äußert sich beim Kind als eitrige Mittelohrentzündung, Fieber, Darmkoliken, Hautausschläge, chronischer Schnupfen, Bronchitis, Husten oder verklebte Augen. All diese Erkrankungen sind heutzutage die *Nebenwirkungen* der von westlichen Ernährungsspezialisten empfohlenen Kinderernährung. In China stehen fast keine Milchprodukte zur Verfügung, und Mütter in China wissen, dass rohe Nahrung und Früchte den Organismus abkühlen.

Demzufolge kennen chinesische Kinderärzte beispielsweise Mittelohrentzündung nur aus dem Lehrbuch.

Genauso verhält es sich übrigens mit der Osteoporose, der Knochenentkalkung, die in westlichen Industrieländern, insbesondere bei Frauen nach den Wechseljahren, in erschreckendem Ausmaß zugenommen hat – und das obwohl die meisten Frauen auf Anraten von Ärzten und Ernährungswissenschaftlern große Mengen Milchprodukte zur angeblichen Vorbeugung dieser Krankheit gegessen haben. In China, wo es bis vor einigen Jahren fast überhaupt keine Milchprodukte gab, ist die Osteoporose in den Arztpraxen ein seltenes Erscheinungsbild. Aber auch einige westliche Forscher haben inzwischen herausgefunden, dass Milchprodukte, obwohl sie sehr viel für den Knochenaufbau notwendiges Calcium enthalten, die Einlagerung von Calcium in die Knochen gerade verhindern.

Andere Nahrungsmittel, die durch ihre abkühlende Wirkung auf die Milz die oben genannten Beschwerden auslösen und kleinen Kindern häufig und in großen Mengen gegeben werden, sind: Zucker, Süßigkeiten (mit Zucker), Speiseeis, alle bei Kühlschranktemperatur getrunkenen Getränke, Fruchtsäfte und alle Südfrüchte wie Kiwi, Mandarine, Mango und Orange.

Kinder müssen stark gemacht werden. Angesichts der Umweltverschmutzung, der hektischen Lebensweise, der anstrengenden Schulsituation und der schwierigen familiären Beziehungen in unserer Gesellschaft brauchen Kinder in körperlicher und geistiger Hinsicht eine gute Abwehr, das heißt, eine starke Konstitution, um mit den Widrigkeiten unserer Zeit fertig zu werden. Was in den ersten Lebensjahren beim Kind verpfuscht wurde, ist nicht wieder gut zu machen, denn in dieser Zeit werden die Weichen gestellt für die Körperkraft des Kindes und für die Stärke seiner Persönlichkeit. Traurig aber wahr ist, dass gerade auf die Ernährung der Schwachen in unserer Gesellschaft – alte Menschen und Kinder – so wenig Zeit und Sorgfalt verwendet wird; sie werden mit industriell hergestellter Fertignahrung, Konserven, Tiefkühlkost und Mikrowellenkost buchstäblich abgespeist.

Die Ernährung des Kleinkindes

Nach dem Abstillen und der Breiphase – etwa ab dem vierzehnten Monat – ist es an der Zeit, die Speisen für das Kind appetitlich und anziehend anzurichten, ohne dass es gleich kompliziert wird; denn das Ziel bei der Kleinkindernährung heißt nach wie vor Einfachheit. Und doch freut sich das Kleine über bunte Abwechslung bei den Gerichten. Im Hochstuhl am Tisch möchte es jetzt mehr und mehr das Gleiche wie die Erwachsenen essen, auf dem gleichen Teller und mit einem richtigen Löffel. Für die Eltern bedeutet dies immer weniger Aufwand, da für das Kind bald nicht mehr extra gekocht werden muss – vorausgesetzt natürlich, dass sich die Eltern ausgewogen und vollwertig ernähren und auf starkes Würzen der Speisen verzichten. Anstatt die Nahrung zu pürieren, genügt es nun, sie mit einer Gabel zu zerdrücken. Wie gegessen wird, hat das Kind durch Nachahmung von den Eltern gelernt. Sie haben ihm gezeigt, dass die Nahrung mit den Zähnen gründlich zermahlt werden muss, bevor sie hinuntergeschluckt wird. Nun muss es noch lernen, dass es einen festen Rhythmus gibt.

Die Mahlzeiten werden immer zur gleichen Zeit eingenommen. Dazwischen gibt es Pausen, in denen nichts gegessen wird, weil verdaut werden muss. Nach wie vor ist es wichtig, dass das Kind genug schläft. Denn häufig kommt es bei Kindern zu Essstörungen oder Appetitlosigkeit, weil sie einfach zu müde zum Essen sind.

Außerdem ist es wichtig, dass Probleme von den Erwachsenen nicht beim Essen besprochen werden. Kleine Kinder reagieren sehr empfindlich auf Missstimmungen. Um mit Freude zu essen, braucht es eine heitere, unbeschwerte Stimmung am Tisch.

Der süße Geschmack spielt immer noch eine große Rolle. Die natürliche Süße von gegartem Gemüse oder Getreide, von Kompotten oder von sparsam verwendeten Süßmitteln wie Gerstenmalz verhindert, dass kleine Kinder große Naschkatzen werden. Meine beiden Kinder, die den milden Geschmack natürlicher Nahrung gewöhnt sind, empfinden zuckerhaltige Süßigkeiten als viel zu süß. Und alle Prophezeiungen, dass meine Kinder spätestens im Kindergarten- und Schulalter sich aus Mangel und Verzicht an Zuckersüßem im Kleinkindalter auf Süßigkeiten stürzen würden, trafen nicht ein. Sogar in ihrer Pubertät spielen Süßigkeiten überhaupt keine Rolle. Es ist einfach kein Verlangen danach da.

Im Vergleich zu Gemüse, Obst und Getreide spielen Milchprodukte eine untergeordnete Rolle. Getreidebrei enthält reichlich verwertbares Eisen. Die Zugabe von Milchprodukten würde die Eisenverwertbarkeit im Darm hemmen. Nüsse und Samen sind ebenfalls wichtige Eisenlieferanten und werden von Kindern gemocht.

Dass kleine Kinder Fleisch essen, ist in der Regel nicht notwendig. Es ist zu schwer verdaulich und seine Yang-Energie ist für das heranwachsende kleine Kind zu stark. Aber es gibt keine starre Regel. Wenn das Kind im dritten Lebensjahr nach Fleisch verlangt, weil die Eltern es essen, kann man ihm sehr kleine Stückchen geben. Es scheint es zu brauchen. Ein anderes Kind verweigert Fleisch, obwohl die Eltern es ihm vormachen, dass es lecker schmeckt. Kinder haben noch einen guten Instinkt für das, was sie brauchen, wenn sie mit natürlicher Nahrung aufwachsen. Nur wenn Fleisch permanent in andere Breie untergemischt versteckt wird, wird das Kind nie zeigen können, ob es Fleisch braucht oder nicht. Vermeiden Sie, dass das Kind konventionelles Fleisch (Hormone und Antibiotika) bekommt!

Älteren Kleinkindern, die eher schwächlich sind, eine blasse Hautfarbe haben und zu Erkältungen neigen, kann man hin und wieder kleine Mengen selbst gemachte Rindfleischbrühe geben, um Qi aufzubauen. Ab und zu kann frischer, gedünsteter, grätenfreier Fisch gegeben werden. Er ist leicht verdaulich und liefert wichtiges Jod und Eiweiß. Aus Tofu lassen sich ebenfalls leckere Gerichte zaubern, und er enthält hochwertiges pflanzliches Eiweiß. Bereits ab dem zwölften Monat können weich gekochte Linsen (die roten Linsen sind gut für Kinder) und Kichererbsen mit ihrem pflanzlichen Eiweiß und Eisengehalt die Getreide-, Gemüse- und Obstgerichte ergänzen. Hülsenfrüchte müssen richtig zubereitet werden, um keine Blähungen zu verursachen. Sie werden lange eingeweicht und lange weich gekocht. Kichererbsen werden zwölf Stunden eingeweicht und zwei Stunden gekocht. Bei Linsen reichen sechs Stunden Einweichzeit und eine Stunde Kochzeit. Mit gemahlenem Kreuzkümmel gewürzt wird die Verdaulichkeit erhöht.

Kindergerichte sollten nicht gewürzt werden. Immer wieder erzählen mir Eltern, dass ihre kleinen Kinder so gerne pikant essen. Pfeffer, Chili, Knoblauch, Curry, rohe Zwiebeln, Ketchup, Remoulade und Wurst oder Würstchen werden bereits den Kleinsten serviert. Für kleine Kinder ist all dies viel zu scharf beziehungsweise zu salzig. Sie gewöhnen sich natürlich daran, wenn sie häufig Pikantes mit den Erwachsenen mitessen, bis schließlich ihr Geschmacksinn entgleist; Mildes und natürlich Süßes wird dann als langweilig empfunden. Extrem salzige oder scharfe Speisen wie Würstchen bringen den Organismus ins Ungleichgewicht und ziehen den Ausgleich durch Verlangen nach Süßigkeiten nach sich. Würstchen mit Ketchup gelten bei vielen Kindern als Lieblingsspeise; bei meinen eigenen Kindern habe ich jedoch beobachtet, dass sie dies nicht mögen, weil es ihnen zu salzig, zu scharf und zu sauer ist. Sie essen auch keine Pommes Frites, weil sie ihnen zu fett und zu salzig sind.

Zum Thema Salz

Während im ersten Lebensjahr kein Salz gegeben werden darf, würde danach Salz zumindest nicht schaden. Sie müssen wissen, dass die Qualität von Salz darüber entscheidet, welche Wirkung es auf das Kind hat. Herkömmliches Salz ist raffiniert (Natriumchlorid) und in Form von Speisesalz und Jodsalz erhältlich. Auch Meersalz ist oft raffiniert. Raffiniertes Salz hat eine gesundheitsschädliche Wirkung, indem es die Nieren belastet und genau wie weißer Zucker und Süßstoffe körperliche Mechanismen der Appetitkontrolle manipuliert. Dies führt dazu, dass Kinder mehr essen, als sie brauchen und ihnen gut tut. Auch Erwachsene sollten diese Salze meiden. Weichen Sie auf unraffiniertes Salz aus. Himalajasalz und Tiefsee-Steinsalz zum Beispiel sind rein und mineralienreich. Ganz wenig verwendet, ohne dass Sie es schmecken müssen, kann es Kinder sanft stärken.

Einfache Getränke für Kinder sind warmes, abgekochtes Wasser und ungesüßter Tee. Auf Kinderfruchtsäfte kann verzichtet werden. Sie sind zu süß und steigern das Verlangen nach Süßem. Sie löschen nicht den Durst, sondern machen satt, weil sie eine konzentrierte Ansammlung vieler Früchte enthalten. Kurz vor dem Essen und während des Essens sollte nicht getrunken werden, weil dies die Verdauung hemmt und den Appetit schwächt.

Alle Teekräuter haben eine spezifische Wirkung und sollten nur mit Kenntnis dieser Wirkung gezielt eingesetzt werden. Deshalb sollten in der Regel Getränke ausgewählt werden, die eine neutrale, ausgleichende Wirkung haben. Fencheltee kann immer wieder gegeben werden. Dazu werden ein Teelöffel Fenchelsamen gemörsert und in einem Liter Wasser 20 Minuten gekocht. Seine erwärmende Wirkung tut den Verdauungsorganen und dem Bauch gut. Hagebuttenschalentee wird aufgekocht. Er wirkt leicht erfrischend, baut Säfte auf, entspannt die Leber und schmeckt mild. Gelegentlich kann man ungesüßten Saft, beispielsweise Möhren oder rote Trauben, mit warmem Wasser verdünnt geben. Bekommt das Kind den Saft nur ab und zu, verhindert man, dass er zur Gewohnheit wird.

Folgende Teemischung hat sich bei beginnender Erkältung und Schnupfen bewährt: ein halber Teelöffel Süßholzwurzel und eine dünne Scheibe frischen Ingwer auf einen Liter Wasser 20 Minuten köcheln.

Milch ist kein Getränk, sondern ein Nahrungsmittel. Sie ersetzt eine Mahlzeit, da sie sehr sättigend ist. Also Vorsicht! Das Kind kann sich sehr schnell daran gewöhnen, lieber eine Tasse oder ein Fläschchen Milch zu trinken als etwas mühsamer das Gemüsegericht zu essen. Aus den bereits erwähnten Gründen sollte Milch im Laufe des zweiten Lebensjahres nach und nach reduziert werden, falls sie vorher verwendet wurde.

Das Frühstück

Etwa ab dem vierzehnten Monat genügt es, wenn das Kind drei Hauptmahlzeiten am Tag bekommt. Der morgendliche warme Getreidebrei für den Säugling wird nach und nach abgewandelt. Die Milchmenge wird reduziert, und das Korn muss nicht mehr gemahlen werden. Gut gar gekochte Hirse, Vollkorn-Rundkornreis, Süßreis (Mochi), gekochte, feine Hafer-, Hirse- oder Dinkelflocken eignen sich zusammen mit gedünstetem, süßem Obst der jeweiligen Jahreszeit für ein leckeres Frühstück, das nicht nur dem Kind, sondern auch den Eltern zu einem guten Start in den Tag verhilft. Ist das Kind noch ein paar Monate älter, kann auch grob geschrotetes Korn von Weizen, Dinkel, Gerste oder Hafer über Nacht eingeweicht werden. Morgens wird es aufgekocht, und man lässt es einige Minuten ausquellen. Sehr lecker schmecken dazu Trockenfrüchte und Nüsse, die zusammen mit dem Getreide über Nacht eingeweicht wurden. Ein *einfaches Getreidefrühstück* für die ganze Familie kann folgendermaßen aussehen:

- Etwas Biobutter in einen Topf geben und erwärmen,
- weich gekochte Hirse dazugeben,
- gemahlenen Sesam (enthält wesentlich mehr Calcium als Milchprodukte), Mandelmus, Rosinen, süße Äpfel oder Aprikosen daruntermengen und einige Minuten bei geringer Hitze dünsten.

Kleine Kinder lieben dieses warme Frühstück, und sie sind stolz darauf, das Gleiche wie die Erwachsenen zu essen. Meine Kinder verlangen täglich danach. Ihnen fehlt etwas, wenn das warme Frühstück mal ausfällt. Nach dem Brei kann nach Belieben Brot gegessen werden, mit Butter und einem milden, nicht zu süßen Brotaufstrich (siehe Rezepte im Rezeptteil). Marmelade mit Zucker oder Honig ist zu süß. Sie würden den empfindlichen Zahnschmelz des Kindes angreifen. Wegen ihres Calciumgehalts und ihrer sahnigen Konsistenz eignen sich auch ungesalzenes Sesammus und Mandelmus. Salzarme Käse oder Frischkäse können hin und wieder für Abwechslung sorgen.

Das gekochte Getreidemüsli stärkt die Verdauung, wärmt den Bauch und hält lange satt. Selbst Vollkornbrote machen nur kurzfristig satt und sind schwerer verdaulich als gekochtes Getreide, sodass schnell wieder Hunger auftritt. Entgegen der seit einigen Jahren im Westen weit verbreiteten Theorie, dass man morgens am besten nur rohes Obst essen soll, weil die Verdauung morgens am schwächsten sei, weiß die chinesische Medizin seit Jahrtausenden, dass die Verdauung zwischen sieben und elf Uhr auf Hochtouren läuft, weil in dieser Zeit die Organe Magen und Milz im Verlauf der Organzeit ihren energetischen Höhepunkt haben. Bis zum Mittag erreicht die Yang-Energie des Körpers ihren Höhepunkt, und auch der kindliche Organismus hat bis dahin eine Hochphase in Bezug auf Aktivität und Bewegung. Nach der langen, nächtlichen Yin-Phase braucht das Kind ein energiereiches Frühstück, um gut gelaunt in den Tag zu gehen.

Das Mittagessen

Wenn das Kleine im Alter von etwa vierzehn Monaten beginnt, mit den Eltern zusammen zu essen, kann sein Anteil vor dem Würzen von der Familienmahlzeit weggenommen werden. Auf diese Weise erübrigt es sich, eine gesonderte Mahlzeit für das Kind zuzubereiten.

Ebenso wie in der Erwachsenenernährung nach den Fünf Elementen bekommt das Kind alles, was es braucht, wenn Sie sich beim Einkaufen am jahreszeitlich frischen Angebot orientieren. Ein Gang durch den Naturkostladen oder über den Wochenmarkt zeigt, was die Saison gerade bereithält, und oft ist das Angebot an frischen Gemüsen und Salaten so groß, dass die Entscheidung sogar schwer fällt. In jeder Jahreszeit gibt es viele Möglichkeiten, Wurzelgemüse, Blattgemüse, Kohlarten oder Hülsenfrüchte wohlschmeckend zu kombinieren und zuzubereiten. Grüne Gemüse, besonders Blattgemüse wie Spinat, Mangold oder Brokkoli sollten regelmäßig Verwendung finden, da sie reichlich Mineralien enthalten.

Für das kleine Kind ist es das Beste, wenn das Gemüse einfach im eigenen Saft gedünstet wird und mit etwas Butter, hochwertigem Pflanzenöl, Sesam- oder Mandelmus verfeinert oder mit etwas süßer Sahne oder Frischkäse garniert wird. Die Grundlage der Mittagsmahlzeit bildet in Wasser ohne Salz oder andere Gewürze gekochtes Getreide. Für die ganz Kleinen eignen sich am besten weich gekochte Hirse, Vollkornreis, Polenta, gekochte Dinkelflocken oder geschrotete, lang gekochte Gerste. Ein *einfaches Mittagessen für Kleinkinder* sieht folgendermaßen aus (weitere Kochrezepte im Rezeptteil):

173

E	Karotten, grüne Bohnen, Blumenkohl oder frische Erbsen weich dünsten,
E	einen Klecks Butter und gemahlenen Sesam dazugeben,
M	gut weich gekochten Reis daruntermengen,
W	etwas Wasser dazugeben und mit einer Gabel zerdrücken oder mit dem Pürierstab pürieren,
H	mit etwas Sahne oder Frischkäse garnieren.

Häufig fragen uns Mütter um Rat, deren Kinder kein Gemüse essen wollen. Es gibt natürlich immer wieder Phasen, in denen Kinder heikel sind und das eine oder andere nicht mögen. Aber als erstes sollte man überprüfen, was sie außerhalb der festen Mahlzeiten essen. Trinkt das Kind zum Beispiel am Vormittag oder zum Essen Milch oder Kakao, hat es einfach nicht mehr genug Hunger und Appetit auf Gemüse. Außerdem müssen Eltern dem Kind ein Vorbild sein. Wenn sie selbst kein Gemüse essen, wird das Kind es auch nicht mögen. Unserer Erfahrung nach liegt viel an der Zubereitung. Das Essen sollte schön aussehen; farbliche Akzente beispielsweise machen neugierig und wirken appetitanregend bei Kindern. Das ist sicher ein Grund, warum Ketchup, der im Grunde genommen für Kinder viel zu sehr gewürzt ist und zu viel Zucker enthält, von ihnen so sehr gemocht wird.

Mit etwas Fantasie kann man Kinder überraschen und neugierig machen. Geben Sie doch ab und zu gedämpftes Gemüse in einen Pfannkuchenteig und braten es in etwas Öl aus. Kinder lieben das! Oder geben Sie etwas weiße Soße über den Blumenkohl und verzieren ihn mit schwarzem Sesam. Verschiedenes andere kann ausprobiert werden. Auch Suppen mit mehreren Gemüsesorten sind sehr beliebt, weil sie einen natürlich süßen Geschmack haben. Eine schöne Abwechslung sind Nudeln mit einer roten Möhren-Tomaten-Soße über die man etwas milden, geriebenen Käse streut. Und noch ein Tipp: Kinder dürfen zum Essen nicht zu müde sein. Denn sonst ist es zu anstrengend für sie, im Stühlchen zu sitzen und ihr Essen zu löffeln. Wenn es doch mal vorkommt, kann man das Essen für die ganz Kleinen pürieren und in ein Fläschchen füllen.

Das Abendessen

Vor dem Schlafengehen brauchen Kinder eine Mahlzeit, die sättigt und dennoch leicht verdaulich ist. Getreidebrei aus Hirse, Buchweizen, Dinkel- oder Weizengrieß sind hierfür ideal. Das Getreide wird in Wasser gekocht und kann mit Sahne oder Mandelmus verfeinert werden. Mit etwas Ahornsirup, Gerstenmalz, Vollrohrzucker und Zimt darüber sieht der Brei schön aus und schmeckt sehr gut. Selbsteingekochter Fruchtsaft – beispielsweise Holundersaft – oder ungesüßter Fruchtsaft aus dem Bioladen darübergegossen ist eine andere Variante. Wenn es mal schnell gehen soll, ist ein Überraschungsteller mit verschieden belegten, kleinen Broten eine willkommene Abwechslung. Als Brotbelag eignen sich Frischkäse, ungesalzenes Sesammus und selbstgemachter Brotaufstrich, beispielsweise aus Tofu (siehe Rezeptteil). Rohes Obst sollte am Abend vermieden werden; da die Verdauung abends ohnehin schwach ist, kann es zu Gärung im Darm führen.

Zwischenmahlzeiten

Von der Konstitution, vom Appetit und vom Gewicht des Kindes hängt es ab, ob es etwas zwischen den drei Hauptmahlzeiten braucht. Durch eine kleine Leckerei am langen Vor- oder Nachmittag kommt es zu einer Pause, in der sich die Kinder hinsetzen und eine Kleinigkeit essen oder trinken, ohne dass ihnen der Appetit auf das Mittag- oder Abendessen genommen wird. Diese Pausen sind Momente der Sammlung und des Ausruhens, um anschließend wieder munter und aktiv zu sein. Was man dem Kind als Zwischenmahlzeit anbietet, richtet sich nach der Jahreszeit. Hat das Kind im Winter draußen im Schnee herumgetollt, braucht es etwas Warmes – zum Beispiel *heißen Kakao mit Ingwer und Honig*. Das ist ein ideales Getränk, um Erkältungen vorzubeugen, weil es den Mittleren Erwärmer stärkt, die Abwehr aktiviert und den ganzen Organismus erwärmt. Wird der Kakao auch noch in der Reihenfolge des Fütterungszyklus zubereitet, ist er ganz besonders bekömmlich:

E/F ¼ l Milch (Kuh-, Soja-, Ziegen- oder Schafsmilch) oder Sahne und ¼ l Wasser zum Kochen bringen,

F 1 EL ungesüßten Kakao und

E 1 El Honig unterrühren;

M 1 dünne Scheibe frischen Ingwer dazugeben und 10 Minuten ziehen lassen. Vor dem Servieren die Ingwerscheibe herausnehmen.

Trockenfrüchte und Nüsse eignen sich in jeder Jahreszeit als kleine Zwischenmahlzeit. Walnüsse besonders für den Winter, weil sie die Yang-Energie der Nieren stärken und somit vor äußerer Kälte schützen. Im Winter können Walnüsse, Sonnenblumenkerne oder Cashewkerne auch trocken in einer Pfanne geröstet werden. Dadurch schmecken sie sehr lecker und haben mehr Wärmeenergie.

Im Sommer dagegen erfrischt ein Schälchen Naturjoghurt oder Sojajoghurt mit ein paar Beeren oder Steinobst das von der Sonne erhitzte Kind.

Welche Getreidearten unterstützen das jeweilige Kind?

Jedes Kind hat bereits bei seiner Geburt eine eigene Geschichte. Im Laufe der ersten Monate zeigt es nach und nach seine wahre Natur, seine mitgebrachte Konstitution und entpuppt sich mehr und mehr zu einer kleinen Persönlichkeit mit Stärken und Schwächen. Durch ihren Umgang mit dem Kind und durch seine Ernährung können Eltern dem Kind helfen, sein Potenzial zu entfalten und seine Schwächen auszugleichen. Kenntnisse über die Zuordnungen der Fünf Elemente und deren Zusammenspiel können helfen, das körperliche und psychische Befinden des Kindes zu verstehen, zu stärken oder auszugleichen.

Wie bereits im Kapitel »Ernährung in der Schwangerschaft« erläutert, haben die einzelnen Getreidesorten unterschiedliche Wirkungen auf den Organismus und auf die seelische Verfassung. Auch in der Kinderernährung bietet ihr gezielter Einsatz die Möglichkeit, körperliche und psychische Ungleichgewichtzustände zu harmonisieren.

• *Hirse, Süßreis, Amaranth, Maisgrieß (Polenta), Quinoa und Gerste* Alle genannten Getreidesorten stärken besonders den Mittleren Erwärmer und somit die innere Stabilität. Sie helfen dem Kind, Selbstwertgefühl und emotionale Ausgewogenheit zu entwickeln.

Hirse und Gerste (in trockenem Zustand geröstet), Süßreis, Amaranth, Quinoa und Hafer (-flocken), gut gar gekocht, eignen sich für Kinder, die Anzeichen eines Qi-Mangels der Milz haben wie schwaches Bindegewebe, wenig oder schlaffe Muskulatur, lockere Bänder, blasse Gesichtsfarbe, offener Mund, kalte Hände und Füße, Neigung zu Durchfall oder breiigem Stuhl mit unverdauten Nahrungsresten, Anfälligkeit für Erkältungskrankheiten, starke Süßgelüste, Ängstlichkeit und schüchternes Auftreten.

Hirse ist ideal, um das Kind nach Magen-Darm-Beschwerden, Durchfall oder Appetitmangel wieder zu Kräften zu bringen.

Polenta (Maisgrieß) ist ebenfalls gut, wenn das Kind einen schwachen Magen hat, wenn es mit Magenweh oder Durchfall auf kalte Getränke reagiert oder wenn es auf Vollwertgetreide umgestellt wird.

Quinoa und Amaranth zeichnen sich durch ihren hohen Protein- und Calciumgehalt aus. Beide sind äußerst stärkend, wobei Quinoa Kraft in das Nieren Yang geben kann, da Quinoa thermisch warm ist. Für Kinder, die zu kalten Füßen, Blässe und Infektanfälligkeit neigen, ist Quinoa ideal. Da es reich an Eisen ist, unterstützt es die Blutbildung. Amaranth hat einen leicht bitteren Geschmack und kann helfen, innere Feuchtigkeit und Schleim umzuwandeln. Besonders in Kombination mit anderem Getreide entfaltet es seine starke Wirkkraft durch seine Inhaltsstoffe. Besonders lecker und von der Konsistenz und Wirkung passend kocht man es zusammen mit Hirse, Quinoa oder Polenta. Zu einer Tasse von einem dieser Getreide mischt man etwa einen Esslöffel Amaranth und kocht es wie gewohnt gar.

- *Reis*

Vollwertreis gibt es als Langkorn und Rundkorn. Beide Sorten bauen Qi und Säfte auf, harmonisieren Lunge und Dickdarm, befeuchten und regenerieren die Haut und stärken die Verdauung. Der Unterschied besteht darin, dass Rundkornreis nährender ist und sehr gut das Qi der Milz stärkt. Langkornreis ist thermisch wärmer, wodurch er die Mitte wärmen, aber bei Kindern, die sehr Yang sind, Hitze verursachen kann. Mit Vollkorn-Rundkornreis kann dies nicht passieren. Zeichen dafür, dass ein Kind zu innere Hitze neigt, zeigen folgendes Befinden und Verhalten: Dem Kind ist eher zu warm als zu kalt. Es deckt sich nachts gerne auf. Es neigt zu Unruhe und kann sich über Kleinigkeiten aufregen. Es kann sich durch Eifersucht oder Aufregung in Wut steigern und bekommt einen roten Kopf. Die Trotzphase wird vehement ausgelebt. Es reagiert auf Grenzen, die von den Eltern gesetzt werden, häufig mit Wutanfällen. Es kann zu trockener, ekzematöser Haut, roten schuppigen Wangen, Neurodermitis und Verstopfung neigen.

Die leicht erfrischende und befeuchtende Wirkung von Vollkorn-Rundkornreis hat bei diesem Kind folgende Wirkung: Die Leber wird beruhigt und damit die emotionale Hitzigkeit. Die Haut wird ernährt und regeneriert. Der Dickdarm wird gekühlt und dadurch die Verstopfung behoben. Übermäßiger Durst wird gestillt.

Reis hat die stärkste Wirkung, wenn er im ganzen Korn gekocht wird. Als Alternative kann er geschrotet zu einem Brei oder einer Suppe gekocht werden oder man kann gelegentlich Reiswaffeln aus dem Naturkostladen geben. Zusammen mit thermisch erfrischenden, gekochten Gemüsen eignet sich Rundkornreis auch, die Hitze der Hochsommermonate auszugleichen. Das oben beschriebene Kind sollte keine Haferflocken bekommen, weil Hafer die gesamte Körperenergie dynamisiert und zu Unruhe und Gereiztheit führt. Dinkel und Weizen sind für dieses Kind geeignet, weil sie erfrischend und kühlend auf die Leber wirken und dadurch die emotionale Hitzigkeit dämpfen. Allerdings fehlt ihnen die spezifische Wirkung auf die Haut und die Verdauung.

Rundkorn- und Langkornreis gibt man Kindern, die zu Durchfall neigen.

Ist es eine Magen-Darm-Infektion, kocht man Reisschleim weil er den Verdauungstrakt heilt.

Süßreis ist eine Reissorte – in gut sortierten Bioläden erhältlich – mit kleinerem, gelblichem Korn und einem süßlichen Geschmack. Die warme Thermik und der süße Geschmack stärken das Qi und Blut des Kindes. In Wasser gekocht kann man daraus ein warmes, kräftigendes Frühstück mit gedünstetem Obst bereiten. Oder pikant zu Mittag mit Gemüse.

• *Weizen und Dinkel*
Weizen und Dinkel haben beide eine befeuchtende und kühlende
Wirkung, insbesondere auf Leber, Gallenblase und Herz. Sie beruhigen den Geist und wirken somit psychischer Unruhe und Überdreht-
heit entgegen. Im Gegensatz zum Dinkel kühlt Weizen stärker, und
seine beruhigende Wirkung auf das Herz ist nachhaltiger. Beide Getreidearten sind deshalb auch für den oben beschriebenen Kinder-
typ geeignet. Besonders wirkungsvoll werden sie jedoch bei Kindern
eingesetzt, die zu Nervosität und Schlafstörungen neigen, die abends
schlecht abschalten können und den ganzen Tag auf Hochtouren laufen. Für beide Getreidearten gibt es eine Vielfalt von Zubereitungsar-
ten: Im ganzen Korn werden sie über Nacht eingeweicht und anschließend lange weich gekocht. Oder sie werden geschrotet aufgekocht und
dann lässt man sie ausquellen. Ebenso können Weizen-, Dinkelflocken oder Grieß gekocht und gequollen zubereitet werden.

   Für guten Schlaf sorgt ein abendlicher Weizentee: 2 EL grob geschroteter Weizen wird in einem halben Liter Wasser dreißig Minuten gekocht und abgeseiht. Der Weizen kann anderweitig verwendet
werden. Den Tee gibt man abends, eventuell mit Honig gesüßt. Der
gleiche Tee hilft bei Kindern, die Fieber haben und infolgedessen unruhig sind. Ein traditionelles, deutsches Abendgericht für Kinder ist
Weizengrießbrei. Früher wusste man anscheinend noch um die Schlaf
fördernde Wirkung des Weizens.

• *Hafer*
Hafer baut das Qi der Milz auf und stärkt die Nierenkraft, wodurch
die Abwehr und körperlich-geistiges Wachstum gefördert werden. Er
wirkt sehr stark dynamisierend auf körperliche und geistige Energien
Hafer ist ein wahres Kraftpaket! Auch unterstützt er die Blutbildung,
wodurch hoffentlich alle Sorgen des Eisenmangels ausgeräumt sein
sollten. Als Flocken oder geschrotet gekocht ergibt er ein kräftigendes
Frühstück für ausgeglichene Kinder. Seine besondere anregende Wirkung entfaltet er bei Kindern, die antriebsschwach und geistig nicht
so wach sind. Kinder, die viel schlafen und eine eher schwache Konstitution haben, profitieren von der körperlich und geistig aktivieren-
den und kräftigenden Wirkung des Hafers.

Durch Anrösten der Flocken vor dem Kochen in einer trockenen Pfanne wird die yangisierende, das heißt erwärmende Wirkung von Haferflocken verstärkt. Zusammen mit gerösteten Walnüssen gekocht tonisiert dieser in England als Porridge bekannte Frühstücksbrei das Yang der Nieren, was Kindern, die leicht frieren oder ängstlich und unsicher sind, zugutekommt.

Wenn aber Kinder sehr aktiv sind und es schwer haben, abends zur Ruhe zu kommen, sollten sie keinen Hafer essen. Vielen Eltern konnte ich helfen, Einschlafprobleme der Kinder zu lösen, indem sie ganz einfach auf Haferbrei am Abend verzichten. Ich war überrascht, wie viele Kinder abends Hafer bekommen! Der Weizenbrei bringt Kinder zur Ruhe.

Das Schulkind

In der klassischen chinesischen Medizin, die – wie bereits erwähnt – nicht nur das körperliche Wohlbefinden des Menschen zum Ziel hat, sondern auch den psychisch-geistigen Werdegang des Menschen im Auge hat, ist bekannt, dass die körperliche und geistige Entfaltung des Menschen von Geburt an und ebenso der Alterungsprozess einem vorgegebenen Biorhythmus folgen. Mädchen und Frauen treten alle sieben Jahre, Jungen und Männer alle acht Jahre in eine neue Entwicklungsstufe ein. Jeder, der um diesen Siebener- beziehungsweise Achterrhythmus weiß, kann rückblickend oder gegenwärtig bei sich selbst beobachten, wie jeder Übergang in eine neue Lebensphase einschneidende Veränderungen im inneren Erleben und in äußeren Lebensumständen mit sich bringt – vorausgesetzt, man hat sich die Flexibilität bewahrt, Veränderungen zuzulassen und wahrzunehmen.

Diesem Rhythmus entsprechend würden Mädchen mit sieben Jahren und Jungen mit acht Jahren ihre zweiten Zähne bekommen und wären ab diesem Zeitpunkt schulreif. Mit vierzehn beziehungsweise mit sechzehn Jahren kämen sie in die Pubertät und mit einundzwanzig beziehungsweise vierundzwanzig Jahren wären sie erwachsen. Aber die Realität sieht heutzutage ganz anders aus: Mit sechs Jahren werden Kinder eingeschult. In die Pubertät kommen viele Mädchen schon mit elf Jahren und Jungen mit dreizehn. Und im Alter von vierzehn oder fünfzehn stehen viele junge Menschen schon im Berufsleben, mit achtzehn haben einige schon eine eigene Wohnung und ein Auto. Auch die Körpergröße hat sich dem raschen Hoch-hinaus-Wollen unserer Zeit angepasst. Früher galten Menschen mit 1,70 Meter als groß. Heute wäre es leicht, eine Gruppe von 1,90 Meter großen Jugendlichen zusammenzubringen.

Es erhebt sich die Frage, ob der *innere Mensch* mit der äußeren Größe und der frühen körperlichen Reife überhaupt mitkommt. Können Kinder der enorm schnelllebigen Umgebung und der frühen Reife ihres Körpers eine stabile innere Entwicklung entgegensetzen? Oder sind nicht die meisten Kinder von den hohen Anforderungen, die in der Schule und häufig auch von den Eltern an sie gestellt werden, völlig überfordert? Und führt dies nicht dazu, dass Kinder, die sich verständlicherweise sehr gerne in der Rolle des Erwachsenen sehen, ihr inneres Kind verstecken müssen, um ihre Rolle nach außen glaubhaft zu spielen? Wie traurig-lächerlich wirken siebenjährige Jungen, die sich steifer und intellektueller geben als die meisten Männer, oder zehnjährige Mädchen, die sich gegenseitig in ihrer biederen Angepasstheit zu übertreffen suchen. Schade um die Unbeschwertheit, um die Ausgelassenheit, um die Narrenfreiheit und um das Mysterium, um das Kinder betrogen werden, wenn sie die Entwicklung vom Mädchen zur Frau, vom Jungen zum Mann nicht voll erleben, genießen und für ihr weiteres Leben nutzbar machen dürfen.

Spätestens in der Schule zeigt sich deutlich, dass die beschleunigte Entwicklung und das Größenwachstum zu Lasten der seelischen Verfassung gehen. In den scheinbar erwachsenen Kindern lebt eine zarte Kinderseele, die den hohen Anforderungen im Alltag nicht gewachsen ist. Wie so oft hat auch hier die westliche Medizin eine schnelle Lösung parat: Psychopharmaka und Beruhigungsmittel bieten Ersatz für Geborgenheit, Verständnis und liebevolle Anleitung, die Stress geplagte Eltern und Lehrer den Kindern nicht geben können.

Mangelnde Konzentrationsfähigkeit, fehlendes Durchhaltevermögen, Koordinationsstörungen und Hyperaktivität verhindern, dass Kinder den Lehrstoff aufnehmen, Wissen miteinander kombinieren und logisch denken lernen.

Die chinesische Medizin erklärt innere Unruhe, Nicht-stillsitzen-Können, destruktives Verhalten, und Schlafstörungen – von westlichen Medizinern und Psychologen als Aufmerksamkeitsdefizit-Hyperaktivitätssyndrom oder kurz ADHS benannt – als Qi-Mangel der Milz und innere Hitze. Zucker, Aromen, Geschmacksverstärker in Baby- und Kindernahrung und mangelndes Qi aus natürlichen Lebensmitteln haben zusammen mit Impfungen im Säuglingsalter und häufige Antibiotika Behandlungen im kindlichen Organismus das Qi der Milz geschwächt und als Reaktion auf die toxischen Fremdstoffe Hitze hinterlassen. ADHS ist keine behandlungsbedürftige Krankheit, sondern häufig eine Folge von moderner Ernährung. Vielleicht fehlen den heutigen Kindern auch der Ruhepol und Mittelpunkt in der Familie, wo es Rhythmus und klare liebevolle Regeln gibt. Kinder dürfen heutzutage fast alles, wie im Kinderzimmer Playstation und Computerspiele spielen und fernsehen. Allen Bildschirmen gemeinsam ist, dass sie über die visuelle Herausforderung die Leber und damit das Blut und Yin im Kind erschöpfen, mit der Folge, dass das Yang zu aktiv wird.

Bei ADHS kann eine konsequente Umstellung der Ernährung großen Nutzen bringen! Lassen Sie sich von einem TCM-kundigen Ernährungsberater unterstützen, denn Medikamente sind keine gute Lösung. Im Gegenteil, niemand weiß, welche psychischen und körperlichen Krankheiten dadurch im späteren Leben verursacht werden.

Yin-Mangel bei Kindern ist seltener die Folge falscher Ernährung; vielmehr wird er durch Reizüberflutung, emotionalen Stress oder Unglücklichsein hervorgerufen. Abgesehen davon, dass alle diese Zustände angeboren sein können und damit teilweise auf das Verhalten und die Ernährung der Eltern beziehungsweise der Mutter in der Schwangerschaft zurückzuführen sind, hat der Qi-Mangel der Kinder im Wesentlichen seine Ursache in einer zu stark abkühlenden oder zuckerhaltigen Ernährung.

Dementsprechend muss er durch eine Umstellung der Ernährung behandelt werden. Da Eltern keine Möglichkeit haben, ihre Kinder in staatlichen Schulen vor Schulstress zu bewahren, bleibt einzig die Möglichkeit, sie mittels Ernährung, liebevollem Verständnis und fürsorglicher Anleitung so stark zu machen, dass sie den Anforderungen gewachsen sind.

DIE ERNÄHRUNG DES SCHULKINDES

Inzwischen weiß man, dass der in den letzten Jahren enorm gestiegene Eiweiß- und Zuckerkonsum für das erhöhte Längenwachstum der Kinder verantwortlich ist. Zu Anfang des 19. Jahrhunderts wurden in Deutschland pro Jahr pro Kopf etwa zwei Kilo Zucker verzehrt. Heute ist der Zuckerkonsum pro Kopf auf 37 Kilo pro Jahr angestiegen. Ähnlich verhält es sich in Bezug auf den Verzehr von Fleisch und Milchprodukten, der zuungunsten von Getreide, Hülsenfrüchten und gekochtem Gemüse maßlos gestiegen ist. Wenn man einmal anschaut, wie viel Raum Milchprodukte und Süßigkeiten in einem Supermarkt einnehmen, kann man sich leicht ausmalen, wie die Ernährung des Durchschnittsbürgers und seiner Kinder aussieht. Aus der normalen Ernährung völlig verdrängt wurden die verschiedenen vollwertigen Getreidesorten, die noch vor einem Jahrhundert die Haupternährungsquelle des Menschen in Europa waren. Und gerade Getreide ist in der Lage, dem Schulkind alles zu geben, was für seine geistige Entwicklung und für sein körperliches Wachstum braucht.

Durchschnittlich ein Drittel aller Kinder beginnt den anstrengenden Vormittag in der Schule ohne Frühstück, und bei der Hälfte der Kinder kann ein Eisenmangel – aus unserer Sicht ein Blutmangel – medizinisch nachgewiesen werden. Kinder und Erwachsene, die unter Eisen- beziehungsweise Blutmangel leiden, fühlen sich emotional instabil, wenig belastbar, leicht verletzlich, und sie leiden mehr oder weniger unter Gedächtnis- und Konzentrationsschwäche. Der Blutmangel ist jedoch bereits die Folge eines Milz-Qi-Mangels. Denn wie bereits erwähnt, stellt die Milz die Essenz bereit, aus der Blut gebildet wird. Der Morgen ist die Zeit, zu der die Milz aus der Nahrung am meisten Qi und Essenz extrahieren kann, um diese dem Körper zur Verfügung zu stellen, weil Magen und Milz am Morgen energetisch auf Hochtouren laufen. Somit bietet ein leckeres Getreidefrühstück für ein Schulkind den besten Start in den Tag. Außer Qi und Säften, die Vollwertgetreide liefert, enthält es, wie man aus ernährungswissenschaftlichen Untersuchungen weiß, alle wichtigen Mineralien und langsam abbaubare Polysacharide, um den reifenden Organismus des

Kindes zu ernähren und es lange zu sättigen. Kinder in unserem Be-
kanntenkreis bestätigen immer wieder, dass sie in der Schule viel besser aufpassen können, wenn sie ihr warmes Frühstück gegessen haben.
Der typische Leistungsabfall, der unweigerlich auf eine Weißmehl-
semmel mit zuckerhaltiger Marmelade folgt, lässt sich leicht erklären: Der Blutzuckerspiegel steigt innerhalb kürzester Zeit sehr schnell
an, um entsprechend schnell – noch bevor das Kind in der Schule angekommen ist – wieder abzufallen. Müdigkeit und Konzentrationsmangel sind die Folge. Vollwertgetreide dagegen besteht aus Mehr-
fachzucker, der vom Organismus im Verlauf von mehreren Stunden
umgewandelt und als Energie zur Verfügung gestellt wird. Dadurch
bleiben die Konzentration und die Aufmerksamkeit des Kindes stabil. Getreide ist Nerven- und Gehirnnahrung.

Grundsätzlich sollte die Nahrung des Schulkindes energiereich sein,
thermisch ausgewogen und den Jahreszeiten entsprechen. Und genau
wie bei den Empfehlungen für die Schwangerschaft sollten alle Extreme in Bezug auf Geschmacksrichtungen und thermische Wirkungen
– sehr salzig, scharf, süß, sauer, bitter, heiß und kalt – vermieden werden. Nach der Devise: mild gewürzt, ausgewogen und energiereich.
Denn nach wie vor geht es darum, den Mittleren Erwärmer zu stärken, das heißt, mittels neutralen und warmen Gemüses, Getreides,
Hülsenfrüchten, Nüssen und eventuell Fleischsuppen Qi aufzubauen
sowie mittels erfrischenden, gekochten Gemüses, Früchten und kleiner Mengen Rohkost Säfte aufzubauen.

Frühstück und Pausensnack

Alle gekochten Vollwertgetreide im ganzen Korn, geschrotet oder als
Flocken eignen sich als Basis für ein Frühstück. Auf Seite 176 im Kapitel »Kleinkind« oder in unserem »Fünf Elemente Kochbuch« (Joy Verlag) können Sie die spezielle Wirkung der einzelnen Getreidesorten
nachlesen und den Bedürfnissen des Kindes entsprechend auswäh-
len. Die leicht erfrischenden Getreidesorten – Rundkornreis, Gerste, Dinkel und Weizen – sind im Sommer zu bevorzugen. Abgesehen
davon, dass sie Qi aufbauen, sind sie darüber hinaus besonders ge-

eignet, die Säfte zu ergänzen und den Organismus an heißen Tagen zu harmonisieren. Bei Hirse, Süßreis, Rundkornreis, Polenta, Quinoa, Hafer und Amaranth steht die Qi-aufbauende Wirkung im Vordergrund; zusammen mit gerösteten Walnüssen, etwas geriebenem Ingwer und Zimt eignen sie sich besonders in der kalten oder feuchten Jahreszeit, den Organismus vor Kälte zu schützen und die Abwehr zu steigern. Zusammen mit Nüssen und über Nacht eingeweichten Trockenfrüchten wie Aprikosen, Feigen, Datteln, Rosinen und gedünstetem Obst ergeben die vielfältigen Getreidevariationen ein kräftigendes Frühstück, das lange vorhält. Wenn man etwas mehr kocht, als am Morgen gegessen wird, kann man das Getreidefrühstück einfach in ein Schraubglas füllen und dem Kind für den Pausensnack zwischendurch mitgeben. Da der Vormittag lang ist und das Kind viel Energie verbraucht, ist es wichtig, dass sein Pausensnack gehaltvoll ist. Hierfür eignen sich außerdem Brot aus fein geschrotetem Dinkel oder Weizen mit Frischkäse und frischen Kräutern oder mit Sesammus und gehackten Nüssen, Früchteriegel (vergleiche Rezeptteil) und Trockenobst. In der warmen Jahreszeit gibt man zusätzlich etwas Obst oder Möhren zum Knabbern. Als Getränk empfiehlt sich ungesüßter Tee – Hagebutte, Kakaoschalen (im Naturkostladen erhältlich) – oder Traubensaft mit Wasser.

DIE ERNÄHRUNG BEI ENERGETISCHEN UNGLEICH-GEWICHTSZUSTÄNDEN

Das Qi-schwache Kind

Qi-Schwäche zeigt sich an folgenden Merkmalen: Das Kind hat Mühe, den Leistungsanforderungen in der Schule gerecht zu werden. Es ist oft müde und kann sich nicht über einen längeren Zeitraum konzentrieren. Es neigt zu Kopfschmerzen. Sein Appetit ist eher mäßig, aber es hat häufig starkes Verlangen nach Süßem. Es hat wenig Durst und friert leicht. Es ist erkältungsanfällig und neigt eher zu Schnupfen als zu Husten. Sein Gesicht ist oft blass. Ihm fehlen Freude und Aktivität, die Voraussetzung für Neugier und Wissensdurst sind. Es neigt dazu, für sich zu bleiben, und leidet gleichzeitig darunter, wenig Kontakt zu anderen Kindern zu haben. Kontaktfreudigkeit, sich Mitteilenwollen und Wissensdurst sind abhängig vom aufsteigenden Qi des Mittleren Erwärmers und der Nieren zum Oberen Erwärmer, zu Lunge und Herz.

Kinder, die allergische Beschwerden haben, leiden ebenfalls unter einem Qi-Mangel der Milz, oft in Kombination mit einem inneren Hitzefaktor, Blutmangel oder Yin-Mangel.

Neben Qi aufbauenden Nahrungsmitteln, die im Anschluss aufgelistet werden, braucht dieses Kind viel Bewegung an der frischen Luft. Langes Sitzen in der Schule, vorm Fernseher oder am Computer verlangsamen und schwächen den Energiefluss im Körper und begünstigen einen Qi-Mangel der Milz und eine Yang-Schwäche der Nieren.

Außerdem sollte das Kind im Winter gut warm angezogen sein und sich im Sommer nicht zu lange im kalten Wasser oder mit einem nassen Badeanzug aufhalten.

Qi schwächende Nahrungsmittel sind folgende:

Weißer Zucker schwächt das Qi der Milz, reizt das Nervensystem und verbraucht für den Organismus wichtige Vitamine und Mineralien. Außerdem wird das Kind von zuckerhaltigen Süßigkeiten abhängig, und der Energieverfall wird durch immer größere Mengen Zucker beschleunigt. Dadurch wird die Abwehr geschwächt und die Neigung zu Allergien, Erkältung und Verschleimung der Bronchien nimmt zu. Starke Leistungsschwankungen und emotionale Instabilität werden von weißem Zucker ausgelöst.

In allen Fertigprodukten und vielen Getränken wie Limonade und Coca Cola sind Unmengen Zucker enthalten. Ketchup beispielsweise enthält 30 Prozent Zucker, in einem Liter Coca Cola sind 40 Stück Zucker enthalten. Die Alternative sind aber beileibe nicht Light-Produkte, denn Zuckerersatzstoffe sind unnatürliche chemische Stoffe, die das Nervensystem schädigen. Außerdem werden bei der Herstellung von Light-Produkten gentechnisch veränderte Nahrungsmittel verwendet.

Milchprodukte im Übermaß gegessen – beispielsweise täglich zwei Joghurt – schwächen das Qi der Milz. Zum einen, weil die meisten Milchprodukte abkühlend sind, und zum anderen, weil sie alle dem Organismus viel Feuchtigkeit zuführen, die von der Milz umgewandelt und abtransportiert werden muss. In der Folge wird die Milz zu schwach, um die Feuchtigkeit abzutransportieren; so lagert sie sich als Schleim in den Lungen oder als Wasser im Gewebe an. Trägheit, geistige Müdigkeit, Konzentrationsmangel, Infektanfälligkeit, Mittelohrentzündung, Bronchialerkrankungen, Asthma, Verdauungsstörungen und Übergewicht sind die Folge von Qi-Mangel der Milz mit Feuchtigkeitsansammlungen. Darüber hinaus sind diese Kinder schwer zu motivieren, denn sie fühlen sich träge und ihre Stimmung ist häufig bedrückt.

Langfristig verwandelt sich Feuchtigkeit in toxische Ablagerungen, insbesondere in Gelenknähe, was im Erwachsenenalter die Entstehung vieler Erkrankungen begünstigt. Auch leiden viele Erwachsene unter diätresistentem Übergewicht, wenn sie als Kind mit übermäßig viel Milchprodukten ernährt wurden.

Südfrüchte kühlen den Mittleren Erwärmer ab und schwächen dadurch Magen und Milz. Insbesondere wenn sie mit Zucker und Milchprodukten – Bananenmilch, Fruchtjoghurt – kombiniert werden, stellen sie eine große Belastung für die Milz dar. Einerseits wird sie abgekühlt und vom Zucker geschwächt, und andererseits soll sie besonders viel arbeiten, um die übermäßige Feuchtigkeit durch die Milchprodukte abzutransportieren. Da Bananen von vielen Kindern täglich gegessen werden, möchten wir – wie bereits bei der Kleinkindernährung – noch einmal darauf hinweisen, dass Bananen thermisch kalt sind und deshalb für eine ausgewogene Ernährung in unserem kalten Klima völlig ungeeignet sind. Säurehaltige Südfrüchte haben überdies den Nachteil, dass sie die Schleimhaut des Magens angreifen. Die abkühlende und verdauungsschwächende Wirkung der Südfrüchte wird durch die Tatsache, dass die Früchte unreif geerntet werden und im Container nachreifen, noch verstärkt. Wenn wir im Gefrierfach gefrorene, grüne, unreife Äpfel essen würden, hätten wir in etwa die gleiche Wirkung wie bei Südfrüchten. Viele Kinder reagieren bereits allergisch auf Zitrusfrüchte und deren hohen Säuregehalt.

Weißbrot, Nudeln und Pizza aus Weißmehl sind bei vielen Kindern sehr beliebt – wenn sie erst einmal daran gewöhnt sind. Diese Nahrungsmittel haben den Nachteil, dass sie völlig *leer* sind. Sie enthalten weder Qi, noch irgendwelche Mineralien oder Vitamine.

Scharfe Gewürze verderben den Geschmackssinn. Sie reizen die Energie der Leber und führen zu innerer Unruhe oder zu emotionaler Gereiztheit, sodass es dem Kind schwer fällt, zur Ruhe zu kommen. Außerdem zerstreuen sie – im Übermaß gegessen – das Qi der Milz und führen so zu einem Milz-Qi-Mangel.

Sehr salzige Speisen wie die meisten Käsesorten, Wurst, Schinken, Würstchen, Brezeln, Fertigsoßen, Fertiggerichte, Pizza, Remoulade, Ketchup und Chips senken die Energie im Organismus ab und trocknen die Säfte und das Blut aus. Sie verderben den feinen Geschmackssinn des Kindes, der normalerweise nach milden, süßen Speisen verlangt, sodass das Kind statt Getreide und Gemüse lieber salzige Pommes Frites und Würstchen mag. Die austrocknende Wirkung von Salz hat Yin-Mangel, innere Unruhe, Nervosität und Hyperaktivität zur Folge. Als Ausgleich zu salzigen Speisen verlangen die Kinder dann nach Süßigkeiten, weil Süßes befeuchtet und erst einmal beruhigt.

Mikrowellen-erhitzte Nahrung und Tiefkühlkost sind völlig Qi-los. Sie belasten die Verdauung und richten unter den Qi-losen Nahrungsmitteln in Bezug auf Energiemangel und Verdauungsbeschwerden den größten Schaden an. Fast alle Wurstsorten aus konventionellen Metzgereien werden aus tiefgefrorenem Fleisch hergestellt. Auch Butter aus konventioneller Herstellung war immer tiefgefroren, bevor sie als frische Butter im Supermarkt verkauft wird.

Nahrungsmittel für den Qi-Aufbau

Qi-schwache Kinder brauchen reichlich gekochte, Qi-reiche Nahrung: am Morgen einen warmen Getreide-Obstbrei, zu Mittag eine Gemüse- oder Fleischsuppe und am Abend einen leichten Gemüse-Getreideeintopf oder etwas frischen Fisch. Rohkost sollte lediglich in Form von Kräutern und Blattsalaten in kleinen Mengen gegeben werden. Auf alle kalten und schwer verdaulichen Nahrungsmittel wie rohe Tomaten, Gurke, anderes rohes Gemüse, Südfrüchte, Sauermilchprodukte und selbstverständlich auf die oben beschriebenen Qi-losen Nahrungsmittel muss verzichtet werden.

Zu empfehlende Nahrungsmittel, Speisen und Getränke sind folgende:

- Getreide: Hafer, Hirse, Amaranth, Quinoa, Vollkornreis, Buchweizen, Grünkern, Polenta
- Gemüse: Karotten, Kürbis, Fenchel, Kastanien, Weißkohl, Rotkohl, Rosenkohl, Wirsing, Pastinaken, Lauch, Frühlingszwiebeln, Zwiebeln, Erbsen, Süßkartoffel, Mais
- Gewürze: Zimt, Sternanis, Nelke, frischer Ingwer, Kümmel, Rosmarin, Thymian, Oregano, Vanille, Koriander, Kardamom, Fenchelsamen, Anissamen, Wacholderbeeren
- Hülsenfrüchte: Linsen, Erbsen, schwarze Bohnen, Kichererbsen
- Früchte: süße Äpfel, Aprikosen, Pflaumen, Pfirsiche, Kokosnüsse, Litschi, Feigen, süße Kirschen, Himbeeren (getrocknete Früchte oder als Kompott zubereitet)
- Salate und Kräuter: Feldsalat, Radicchio, Endivien, Batavia, Petersilie, Schnittlauch, Basilikum (Salatblätter kann man klein geschnitten unter warme Speisen mischen!)
- Fleisch: Rindfleischbrühe, Lamm, Huhn, Schaf
- Fisch: Wildlachs, Scholle, Heilbutt, Karpfen, Forelle
- Fette und Öle: Olivenöl, Sesamöl, Walnussöl, Leinöl, Butter, Ghee (geklärte Butter)
- Nüsse und Samen: geröstete Walnüsse, Pistazien, Sesam
- Süßmittel: Gerstenmalz, Ahornsirup, Vollrohrzucker, Melasse, Honig
- Getränke: Süßholzwurzeltee, Kakao mit Wasser und Sahne oder wenig Milch gekocht, Kakaoschalentee, roter Traubensaft und ungesüßter Saft aus Süßkirschen, beide mit heißem Wasser verdünnt.

Kochmethoden: lang gekochte Fleischsuppen, Gemüsesuppen, Eintöpfe, Überbacken im Ofen, Aufläufe, Blanchieren von Sprossen und Salaten, Dünsten von Gemüse (es darf innen noch knackig sein).

Verschiedene Gerichte für den Qi-Aufbau finden Sie im Rezeptteil.

Blut- und Yin-Mangel beim Schulkind

Eine Blut- oder Yin-Schwäche geht immer mit einem Qi-Mangel der Milz einher, die Müdigkeit, Konzentrationsmangel und Abwehrschwäche bewirkt.

Darüber hinaus neigt das Kind zu innerer Unruhe, Nervosität, Ängstlichkeit, Überempfindlichkeit, Gereiztheit, Aggressivität, übertriebenem Bewegungsdrang bis hin zu Hyperaktivität, nächtlichem Schweiß, Schlafstörungen, oder es schläft wenig. Es sieht blass aus, manchmal bekommt es plötzlich einen roten Kopf, oder es hat unnatürlich gerötete Wangen. Außerdem können morgendliche Übelkeit und Abgeschlagenheit auftreten, auch Herpes, Hautausschläge und Sehstörungen oder Sehschwäche. Das Kind hat viel Durst und verlangt nach kalten Getränken und befeuchtenden oder abkühlenden Nahrungsmitteln wie Speiseeis, Süßigkeiten, Milchprodukte, Obst und Rohkost.

Stress, emotionale Konflikte, Zeitdruck, Reizüberflutung durch Objekte, die sich schnell bewegen wie beim Fernseher oder Computer, Lärm und Schlafmangel bewirken, dass die Säfte des Körpers und das Blut *austrocknen*. Dies geschieht beim Kind schneller als beim Erwachsenen, denn seine Sinne sind noch offen und seine Seele noch wenig geschützt. Das Blut ist der Träger des Geistes. Wird der Geist durch zu viele Eindrücke und durch intellektuelle Anstrengung überfordert, wird das Blut schwach.

Um diesem Prozess entgegenzuwirken, braucht das Kind eine ruhige Umgebung, eine liebevolle Atmosphäre, viel Schlaf und Zeit beim Lernen, um alles Neue aufzunehmen und zu verarbeiten.

Die Gefahr eines Yin- oder Blutmangels besteht darin, dass die Yang-Energie (Hitze) im Organismus von dem unzureichenden Yin nicht mehr festgehalten wird und unkontrolliert aufsteigt. Entzündliche Prozesse, Fiebererkrankungen, Hauterkrankungen und die ganze mit innerer Unruhe verbundene Problematik – zum Beispiel Schlafstörungen – sind die Folge, wenn das Yin (Körpersäfte und Blut) zu schwach ist, um das Yang zu kontrollieren.

Blut und Säfte aufbauende Nahrungsmittel

Alle erfrischenden Nahrungsmittel und Getränke, insbesondere die süßen des Erdelementes, bauen Säfte auf. Leider ist die Umsetzung hier nicht so einfach, denn das Kind leidet ja zusätzlich unter einem Qi-Mangel der Milz. Würde man ihm jetzt hauptsächlich erfrischende Speisen wie Obst und Salat geben, würde das Qi der Milz und damit ihre Fähigkeit, Säfte aus der Nahrung für den Körper bereitzustellen, immer mehr geschwächt.

Die Lösung bietet eine Kombination aus erfrischenden Lebensmitteln, die gezielt das Blut unterstützen können, mit energiereichen Milz-Qi-kräftigenden Speisen. Dünsten, Dämpfen und Blanchieren sind dazu die geeigneten Kochmethoden.

An erster Stelle steht hier das Getreide, zusammen mit reichlich gekochten, *erfrischenden* und saftigen Speisen aus Gemüse und Früchten. Kleine Mengen einheimisches Obst, Blattsalate und Sauermilchprodukte sorgen zusätzlich für den Säfteaufbau.

Vermieden werden sollten:

Alle heißen und warmen Speisen, die wenig Säfte enthalten oder das Yang zu sehr nach oben leiten, alle bitteren und scharf-warmen Gewürze, Kakao, Schokolade, Hafer, Knoblauch, Lauch, rohe Zwiebeln, Lammfleisch und scharf angebratenes Fleisch. Sehr wichtig ist es auch, auf eine salzarme Kost zu achten. Salzige Produkte wie Wurst, Käse und Pizza würden die Säfte zusätzlich austrocknen.

Nahrungsmittel und Getränke, die vor allem das Blut aufbauen, sind folgende:

• Dunkelgrüne Pflanzenkost, zum Beispiel Gemüse: Mangold, Spinat, Brokkoli, grüne Bohnen, Grünkohl, grüne, frische Kräuter, grüne Blattsalate

• Obst: rote Trauben, süße Kirschen und deren Saft, Beerenobst (zum Beispiel Heidelbeeren, Himbeeren, Brombeeren, Holunder).
Außerdem: Eigelb, Sesammus, Hühnerbrühe, Tintenfisch.

Nahrungsmittel, die Blut und Säfte aufbauen:

- Getreide: Weizen, Dinkel, Hafer, Amaranth, Quinoa, Vollkorn-Rundkornreis, Gerste, Hirse, Süßreis
- Gemüse: Karotten, Mangold, Spinat, Brokkoli, Rote Bete, Grünkohl, Pilze, Süßkartoffeln, grüne Bohnen, Chinakohl, Blumenkohl, Schwarzwurzeln, Sellerie, Spargel, Kohlrabi, Rettich
- Hülsenfrüchte: schwarze Bohnen, Nierenbohnen, Mungbohnen
- Nüsse und Samen: Sonnenblumenkerne, Sesam, Pinienkerne
- Süßmittel: Ahornsirup, Gerstenmalz, Honig, Vollrohrzucker
- Salate: alle grünen Blattsalate, Feldsalat, Alfalfasprossen, Radieschen, Rettich, Gurke (Vorsicht: Gurke ist kalt! Sie kann gedünstet werden, wodurch der abkühlende Effekt vermindert wird.)
- Frische Kräuter: Kresse, Petersilie, Salbei, Estragon, Basilikum, Minze
- Obst: alle einheimischen Obstsorten und Kompotte, Feigen, Datteln, Aprikosen, Weintrauben, Litschi, Süßkirschen, Maulbeeren, Kokosnuss, Beerenobst
- Fleisch: kleine Mengen Rindfleisch und Huhn, am besten als Suppe, Rinder-, Enten- und Hühnerleber
- Fisch: Karpfen, Barsch
- Getränke: Tee aus Malve, Hibiskus, Hagebutten, Melisse, Brottrunk und Weizentee (zwei Esslöffel grob geschroteter Weizen werden auf einen halben Liter Wasser 30 Minuten gekocht und abgeseiht abends gegeben. Hilft bei Schlafstörungen.), Brennnesseltee, Himbeerblättertee.

Verschiedene Gerichte, die gleichzeitig Qi und Säfte aufbauen, finden Sie im Rezeptteil.

Teil 2

Rezepte

Da wir keine Profi-Köchinnen sind und die Rezepte in erster Linie als Anregung für fantasievolle Eigenkreationen dienen sollen, fehlen bei den meisten Zutaten die Mengenangaben. Anhand der zumeist sehr einfachen Rezepte möchten wir Ihnen außerdem veranschaulichen, wie unkompliziert wohlschmeckende und energiereiche Speisen zubereitet werden können. Weil Gerichte, die im Zyklus gekocht werden, bekömmlicher und schmackhafter sind, möchten wir Sie dazu animieren, Ihre eigenen erprobten Rezepte umzuschreiben, gegebenenfalls die eine oder andere Zutat hinzuzunehmen, um dem Zyklus gerecht zu werden und auf diese kreative Weise neue interessante Eigenkompositionen zu entwickeln. Wir wünschen Ihnen und Ihrer Familie viel Spaß beim Ausprobieren und guten Appetit.

Warme Speisen für den Morgen

Vegetarische Hauptgerichte

Obstspeisen

Brotaufstriche

Kuchen, Brötchen und Leckereien

Erläuterung zu den Rezepten:

Die bei den Zutaten verwendeten Abkürzungen sind Zuordnungen zu den fünf Elementen. Hier die Bedeutung:

H = Holz, M = Metall, F = Feuer, W = Wasser, E = Erde
TL = Teelöffel, EL = Esslöffel

Warme Speisen für den Morgen

Polenta mit Pfirsichen und Aprikosen

E/F Wasser erhitzen,
E Polenta einrühren, klein geschnittene Pfirsiche und
    Aprikosen dazugeben und quellen lassen.
E Mit Sahne verfeinern und mit Honig oder Ahornsirup
    süßen.
Wirkung: stärkt das Qi von Milz und Magen.

Obst-Porridge

F Heißer Topf,
E Sesamöl oder Butter hineingeben;
M Haferflocken anrösten,
    eine Prise Nelkenpulver und Kardamom,
W eine kleine Prise Salz,
H klein geschnittene saure Äpfel oder Beerenobst,
F eine Prise Kakao und
    heißes Wasser dazugeben.
E Rosinen, klein geschnittene, getrocknete Feigen, gehackte
    oder gemahlene Walnüsse oder Haselnüsse und
M etwas frischen, geriebenen Ingwer unterrühren und
    ungefähr 10 Minuten bei geringer Hitze quellen lassen.
Wirkung: erwärmt den ganzen Organismus • deshalb gut
geeignet als Winterfrühstück • stärkt Milz, Magen und Nieren
• erhöht den Antrieb und die Aktivität • macht gute Laune.
Nicht bei: Schlafstörungen und übersteigerter Aktivität.

Hirse mit Birnen und Walnüssen

F In 2 Tassen kochendes Wasser
E 1 Tasse Hirse einstreuen.
E Geviertelte Birnen und

eine Handvoll Walnüsse dazugeben.
Kurz aufkochen, dann bei geringer Hitze 20–30 Minuten
quellen lassen.
E   Einen Klecks Butter darübergeben.
Wirkung: stärkt das Qi der Milz und baut Säfte auf.

Erfrischendes Reisfrühstück

F   In etwas heißem Wasser oder Obstsaft
E   klein geschnittene Äpfel und/oder anderes einheimisches Obst
     kurz andünsten.
E   Rosinen oder klein geschnittene, getrocknete Feigen und nach
     Belieben Reismalz, Gerstenmalz oder Honig dazugeben, dann
M   Anis, gekochten Vollkornreis,
W   eine kleine Prise Salz dazugeben und miteinander vermengen.
H   Mit Naturjoghurt
F/E und gerösteten Nüssen servieren.
Wirkung: erfrischend • baut Säfte auf • beruhigt.
Empfehlung: für Kinder, die zu Yin-Schwäche neigen; bei Unruhe,
Nervosität und Verstopfung.

Süßreis-Apfel-Frühstück

F   Heißer Topf,
E   1 Tasse Apfelsaft erhitzen,
     2 klein geschnittene Äpfel oder anderes einheimisches Obst,
M   Zimt,
W   etwas Wasser,
H   etwas Zitronensaft,
F   eine Messerspitze Kakao, einige Minuten köcheln.
E   1-2 Tassen gekochten Süßreis,
     1 TL Mandel- oder Sesammus,
     1 EL Gerstenmalz unterrühren, erhitzen und einige Minuten
     ziehen lassen.
Wirkung: stärkt das Qi der Milz und baut Blut auf.

Amaranthmüsli

F   In einer heißen Pfanne
E   1 TL Butter oder Ghee schmelzen, 1 TL Honig, Zimt,
      klein geschnittene, getrocknete Feigen,
M eine Prise Anis,
W eine kleine Prise Salz,
H 1 Tasse Johannisbeersaft oder Kirschsaft,
      1 Tasse Weizen- oder Dinkelflocken,
F   1 Tasse heißes Wasser, 1 TL Kakao,
E   1 Tasse gepuffter Amaranth (Bioladen) und
      grob gehackte oder gemahlene Nüsse dazugeben und
      10 Minuten bei geringer Hitze quellen lassen.
Wirkung: baut Qi und Säfte auf.

Reiscreme mit Haselnüssen

E/F ½ l Ziegen-, Soja- oder Kuhmilch oder Wasser erwärmen,
       70 g fein gemahlenen Rundkornreis einrühren,
W eine kleine Prise Salz,
H etwas Zitronensaft,
F   eine Prise Kakao,
E   etwas Vanille, Zimt, gehackte Haselnüsse und Ahornsirup
      dazugeben und quellen lassen. Wird keine Milch verwendet,
      kann Sahne den Brei verfeinern.
Wirkung: baut Qi und Säfte auf.

Haferflockencrunchy

F   Heiße Pfanne
E   Butter schmelzen, Honig und
M Haferflocken dazugeben und unter ständigem Rühren
      leicht anrösten.

Separat:

F/E Süße Äpfel andünsten und

M Zimt darüberstreuen und mit den gerösteten Haferflocken vermengen.

Wirkung: stärkt das Qi der Milz • erhöht den Antrieb.

Nicht bei: übersteigerter Aktivität oder Schlafstörungen.

Vegetarische Hauptgerichte

Wintergemüsesuppe

E Möhren, Kartoffeln, Kohl,

M Lauch, Zwiebeln, getrockneten Liebstöckel und etwas frischen Ingwer

W in reichlich kaltes Wasser geben, zum Kochen bringen und ca. 1 Stunde köcheln lassen.

H Etwas Zitrone,

F Dill und

E etwas Rohrzucker dazugeben. Je nach Bedarf und Alter des Kindes mit

M Pfeffer,

W Salz oder Sojasoße abschmecken und einige Minuten ziehen lassen.

Wirkung: erwärmt • stärkt das Qi der Milz und die Abwehr.

Sommergemüsesuppe

F In reichlich kochendes Wasser

E Möhren, frische Erbsen, Chinakohl und/oder andere erfrischende Gemüse,

M eine Prise Pfeffer,

W etwas Salz,

H Sprossen, reichlich gehackte Petersilie und

F frischen oder getrockneten Thymian geben und
ca. 30 Minuten köcheln lassen.
E Mit Sahne abschmecken. Eventuell pürieren.
Wirkung: baut Qi, Blut und Säfte auf.

Möhrensuppe

F Reichlich heißes Wasser, eine Prise Thymian und
E in Stücke geschnittene Möhren gar kochen und pürieren.
M Etwas Muskat,
W eine kleine Prise Salz,
H Orangensaft und gehackte Petersilie dazugeben.
Variante: Kürbis statt Möhren.
Wirkung: kräftigt den gesamten Organismus.
Empfehlung: bei Durchfall und Blähungen.

Champignonsuppe

F Heißer Topf,
E Champignons in Sesamöl kurz anbraten;
M etwas Pfeffer,
W etwas Salz,
H reichlich saure Sahne,
F Curcuma (Gelbwurz), heißes Wasser und
E einen Schuss roten Traubensaft dazugeben; ca. 15 Minuten köcheln.
E Ein Eigelb,
M etwas Muskat,
W eine kleine Prise Salz und
H gehackte Petersilie dazugeben.
Wirkung: baut Säfte und Blut auf.
Empfehlung: ideal für Kinder, die zu Yin-Schwäche, das heißt zu
Nervosität, Hyperaktivität und Schlafstörungen neigen.

Dinkelschrotsuppe mit Lauch

H 100 g grob geschroteten Dinkel in
F einen heißen Topf geben und unter ständigem Rühren
   anrösten.
F 1 l heißes Wasser zugießen, aufkochen und 10 Minuten
   köcheln.
E 1 TL Vollrohrzucker, grob geraspelte Möhren,
M etwas Pfeffer, Muskat, fein geschnittenen Lauch
W und Salz hinzufügen und 10 Minuten köcheln.
   Die Suppe von der heißen Platte nehmen und
H 2 EL Crème fraîche,
F eine Prise edelsüßes Paprikapulver und
E 1 Eigelb unterrühren.
M Mit Schnittlauchröllchen bestreuen.
Wirkung: baut Qi und Säfte auf • stärkt die Abwehr
• ideal im Herbst.

Tofuklößchen

E 250 g Tofu pürieren.
E 1 Ei, 1 El Hirseflocken,
M etwas Muskat,
W 1 TL Sojasoße,
H geriebene Zitronenschale und 1 EL Zitronensaft zum Tofu
   dazugeben und gut verrühren.
   Die Masse ca. 1 Stunde kühl stellen; anschließend daraus
   Klößchen formen und ins siedende Wasser oder in eine
   Suppe geben. Die Klößchen sind gar, sobald sie an der Ober-
   fläche schwimmen. Sie sind eine ideale Suppeneinlage und
   bei Kindern sehr beliebt.
Wirkung: baut Säfte auf.

Panierter Tofu mit Sesam

E Tofu in Scheiben schneiden und auf eine Platte legen.
M Wenig Pfeffer darüber streuen und
W mit Sojasoße beträufeln. Mindestens ½ Stunde ziehen lassen.
H/F Anschließend Weizen- oder Dinkelmehl mit süßem Paprika vermischen und die Tofuscheiben darin wenden.
E/M 1 Eigelb mit Dill und Muskat verrühren und die Scheiben darin wenden.
E Semmelbrösel mit Sesam mischen und die Scheiben nochmals darin wenden.
E In heißem Öl von beiden Seiten knusprig braten.
Sehr beliebt bei Kindern!
Wirkung: baut Qi und Säfte auf.

Hirsebrätlinge

E Gekochte Hirse mit einem Ei,
M Pfeffer, klein gehackten Zwiebeln, Schnittlauch,
W einer Prise Salz,
H gehackter Petersilie,
F edelsüßem Paprikapulver
E und feinen Semmelbröseln verkneten, sodass ein weicher Teig entsteht. Ca. 1 Stunde kühlstellen.
F/E In heißem Öl goldbraun ausbacken.
Variante: Statt Hirse können andere Getreidesorten verwendet werden.
Wirkung: baut Qi auf.

Tomaten-Möhren-Soße

F Heißer Topf,
E klein geschnittene Möhren in etwas Öl weich dünsten.
F Etwas heißes Wasser dazugeben;
E eine Prise Rohrzucker,

M   Pfeffer,
W   Salz,
H   gewürfelte Tomaten,
F   Thymian und Oregano unterrühren, köcheln lassen und
     pürieren.
Die Soße passt zu Reis, Hirse und Nudeln. Sie ist bei Kindern sehr
beliebt.
Wirkung: baut Qi und Säfte auf.

Gemüsesoße

F   Heißer Topf,
E   Öl erhitzen,
M   klein geschnittene Zwiebeln glasig dünsten;
W   etwas Salz,
H   gewürfelte Tomaten, Petersilie,
F   Thymian, Oregano, etwas heißes Wasser,
E   fein geschnittene Möhren, Sellerie und
M   Lauch ca. 10 Minuten dünsten.
E   Fein gewürfelte Zucchini und etwas süße Sahne dazugeben
     und 2–3 Minuten ziehen lassen.
Diese Soße passt zu Getreide- und Nudelgerichten. Sie eignet sich
auch sehr gut als Füllung für Pfannkuchen.
Wirkung: baut Qi und Säfte auf.

Möhrengemüse mit Kürbiskernen

F   Heißer Topf,
E   Öl, fein geschnittene Möhren leicht anbraten;
E   Kürbiskerne,
M   Anispulver,
W   eine Prise Salz,
H   gehackte Petersilie und
F   etwas heißes Wasser dazugeben und 5-10 Minuten bei
     geschlossenem Deckel dünsten.

Wirkung: stärkt den Mittleren Erwärmer • harmonisierend und stabilisierend • stärkt den Verdauungstrakt.

Fenchelgemüse

F Etwas Wasser erhitzen,
E klein geschnittenen Fenchel weich dünsten und pürieren.
E Gemahlene Nüsse oder Sesammus und einen Klecks Butter unterrühren.
Dazu passt Reis, Hirse oder Polenta.
Variante: Jedes andere Gemüse kann auf die gleiche, sehr einfache Weise zubereitet werden. Für die ganz Kleinen wird das gekochte Getreide zusammen mit dem Gemüse püriert.

Möhren-Fenchel-Gemüse

F Etwas heißes Wasser erhitzen,
E Möhren und Fenchel klein geschnitten kurz dünsten;
E etwas Öl oder Butter,
M Muskat, Anis und gemahlenen Kümmel,
W eine kleine Prise Salz,
H einige Apfelscheiben und gehackte Petersilie dazugeben und weich dünsten.
Wirkung: stärkt den Verdauungstrakt • erwärmt Milz und Magen • baut Qi auf.

Verstecktes Gemüse

Teig:
H 1 Tasse Weizenmehl,
F eine Prise Kakao,
E 1 EL Pfeilwurzelmehl zum Eindicken,
M eine Prise Anispulver,
W ca. 1 Tasse Wasser und etwas Salz zu einem dickflüssigen Pfannkuchenteig verrühren.

Eine Auswahl der folgenden rohen Gemüse in mundgerechte Stücke schneiden, in den Teig tauchen und in heißem Öl frittieren: Möhren, Lauch, Kohlrabi, Kürbis, Blumenkohl, Zucchini. Zum Abtropfen auf Küchenkrepp legen. Dieses Gericht ist ein Hit bei Kindern!

Wirkung: baut Qi auf.

Kräuterkartoffeln

E   Ein Backofenblech mit Olivenöl bestreichen,
E   längs halbierte kleine Kartoffeln mit der Schnittfläche nach oben darauf verteilen.
M   Mit Pfeffer und
W   Salz würzen und bei 200 °C 15 Min backen.
H   Mit Petersilie,
F   Thymian, Rosmarin und Oregano bestreuen und noch einmal 15 Minuten backen.
Dazu passt Salat. Auch anderes Gemüse kann so zubereitet werden.

Auberginenschnitzel

E   Aubergine längs in ½ cm dicke Scheiben schneiden;
E   Milch erwärmen, die Auberginenscheiben hineingeben,
M   mit Pfeffer und
W   Salz würzen. 2–3 Minuten köcheln, bis die Scheiben halb gar sind. Auf Küchenkrepp abtropfen lassen.
E   1 Ei mit
M   Muskat und
W   geriebenem Parmesan verquirlen und die Auberginenscheiben darin wenden. Anschließend in
E/H Vollkornsemmelbrösel wenden und in heißem Öl ausbacken und auf Küchenkrepp abtropfen lassen;
H   mit Zitrone beträufeln.

209

Zusammen mit Salat und Getreide sind diese *Kinderschnitzel* sehr beliebt.
Wirkung: baut Säfte auf.

Zucchiniauflauf

E Zucchini längs vierteln und in eine große gebutterte Auflaufform schichten.
M Etwas Pfeffer,
W Salz,
H Crème fraîche oder saure Sahne, Zitronensaft,
F süßen Paprika,
E geriebenen, milden Käse und Butterflöckchen darübergeben. Bei mittlerer Hitze 35 Minuten backen. Dazu passt Reis oder Hirse.
Wirkung: baut Säfte auf.

Fleisch- und Fischgerichte für Schulkinder

Mariniertes Rindergulasch

F Roter Traubensaft in eine Schüssel geben und
E in Würfel geschnittenes Rindfleisch dazugeben. Das Fleisch sollte knapp bedeckt sein. Über Nacht oder ein paar Stunden marinieren.
F Heißer Topf,
E Öl erhitzen; das gut abgetropfte Fleisch hineingeben und von allen Seiten bräunen.
Klein geschnittene Möhre,
M in Streifen geschnittene Zwiebeln und geraspelten Ingwer mitbraten.
W Salz,
H Zitronensaft, Brottrunk oder gehackte Petersilie und

F   die Marinade dazugeben. Eventuell etwas heißes Wasser.
     Mit geschlossenem Deckel gar köcheln.
E   Etwas süße Sahne oder Crème fraîche (E/H) unterrühren.
     Dazu passen sehr gut Polenta und Blattsalat.

Wirkung: erwärmend • stärkt den ganzen Organismus
• insbesondere das Qi der Milz • fördert die Konzentration.
Empfehlung: bei Qi-Mangel, bei Kälteempfindlichkeit, im Winter.
Nicht: im Hochsommer, bei innerer Unruhe, Neigung zu
Aggressivität.

Hühnersuppe mit schwarzen Bohnen

W   Ca. 2 l Wasser in einen Topf geben,
H   ein Suppenhuhn oder ein Hähnchen darin zum Kochen
     bringen;
F   3 Wacholderbeeren dazugeben und ca. 3⁄4 Stunde köcheln.
     Hühnerfleisch grob von Knochen lösen und beiseite stellen.
     Alle Reste zurück in den Topf geben.
E   In grobe Stücke geschnittene Karotten, grob geschnittenen
     Sellerie,
M   in Streifen geschnittenen Lauch, etwas klein geschnittenen
     Ingwer,
W   1 Tasse über Nacht eingeweichte schwarze Bohnen und eine
     Prise Salz dazugeben und nochmals ca. 1 Stunde köcheln.
H   Kurz vor Ende der Kochzeit können vorgekochter Dinkel
     oder Weizen sowie das abgelöste Hühnerfleisch dazugegeben
     werden.
Wirkung: stärkt die Säfte • ergänzt das Jing der Nieren • baut Qi auf.
Empfehlung: bei Yin-Mangel, bei innerer Unruhe und Schlafstö-
rungen, bei Untergewicht, zum Aufbau des gesamten Organismus
nach einer Erkrankung, ideal als Wintersuppe.
  *Mit dem abgelösten Hühnerfleisch kann ein Hühnerfrikassee berei-
tet werden.* Dazu wird eine Soße bereitet: Mehl wird in Butter an-
geschwitzt, mit der Hühnerbrühe unter Rühren abgelöscht und mit
Sahne, Salz, Muskat und Kapern verfeinert. Passt gut zu Reis.

Shrimpssuppe mit Kokosmilch

E   Kokosmilch

E   feinblättrig geschnittene Champignons,

M   Pfeffer,

W   frische Shrimps,

W   Gemüsebrühe,

H   etwas Zitrone oder fein geschnittenes Zitronengras oder
Pulver einige Minuten köcheln.

Wirkung: stärkt die Säfte • insbesondere das Yin der Nieren.

Salate

Möhren-Apfel-Salat

E   Möhren und Äpfel fein raspeln.

Dressing:

E   Süße Sahne, Sesamöl,

M   eine kleine Prise Muskat,

W   eine Prise Salz,

H   Zitronensaft,

F   eine Messerspitze Kakao,

E   eine Prise Vanillepulver, etwas Honig verrühren und über den
Salat geben.

Wirkung: baut Säfte auf • erfrischend.

Nicht bei: Neigung zu Durchfall.

Rote-Bete-Salat

H   Wenig Essig,

F   Thymian,

E   Sesamöl, etwas Rohrzucker,

M   Kümmelpulver, Pfeffer und

W   eine Prise Salz miteinander vermengen.

H Geraspelte säuerliche Äpfel und
F geraspelte Rote Bete dazugeben und vermischen.
Wirkung: baut Säfte auf • erfrischend.
Nicht bei: Neigung zu Durchfall.

Bunter Sommersalat mit gerösteten Nüssen

Dressing:
H/F Balsamico Essig,
E etwas Honig, Oliven- oder Sesamöl,
M etwas Pfeffer,
W sehr wenig Salz und
H frische, gehackte Kräuter gut verrühren.
F Feldsalat, zerkleinerter Chicorée und Radicchio,
E geraspelte Möhren, in Scheiben geschnittene Champignons
und Salatgurke mit dem Dressing vermischen.
F/E Grob gehackte Nüsse und Sonnenblumenkerne ohne Fett
anrösten, sofort mit Sojasoße beträufeln und über den Salat
geben.
Wirkung: baut Säfte auf • erfrischend • beruhigend.

Süße Getreidegerichte

Polentapudding mit Birnen

F/E In ¼ l Milch oder Wasser mit Sahne
E 40 g Polenta einstreuen, zum Kochen bringen und bei
schwacher Hitze ca. 20 Minuten quellen lassen.
E 1 Eigelb, geriebene Nüsse und Honig dazugeben und
abkühlen lassen.
E/M Steif geschlagenen Eischnee unterziehen;
W eine kleine Prise Salz,
H geriebene Zitronenschale und

F eine Messerspitze Kakao unterrühren. In eine Schüssel geben; eventuell die Oberfläche mit selbstgemachter roter Marmelade bestreichen und mit Birnenscheiben belegen.

Wirkung: baut Qi und Säfte auf • stärkt und harmonisiert den Magen • beruhigt.

Pfannkuchen mit Ei

W In kohlesäurehaltiges Wasser
H fein geschroteten Dinkel oder Weizen einstreuen. Zu einem dicken Brei verrühren und mindestens 30 Minuten quellen lassen.
F Etwas Kakao dazugeben und
E so viel Milch oder Wasser unterrühren, dass ein geschmeidiger, dickflüssiger Teig entsteht.
E 1 Ei unterschlagen, Vanillepulver und
M eine Prise Anispulver dazugeben.
E Die Pfannkuchen in Öl dünn ausbacken und mit Kompott servieren.

Wirkung: baut Qi und Säfte auf.

Pfannkuchen mit Pfeilwurzelmehl

W In ½ l kohlesäurehaltiges Wasser
H fein geschroteten Dinkel oder Weizen einstreuen; zu einem geschmeidigen Teig verrühren und mindestens 30 Minuten quellen lassen.
F Etwas Kakao,
E 3 EL Pfeilwurzelmehl (oder Kuzu) und
M eine Prise Anispulver dazugeben und gut verrühren. Die Pfannkuchen in Öl dünn ausbacken.

Wirkung: baut Qi und Säfte auf.

Anmerkung: Kuzu ist das Mehl der wilden Pfeilwurzel, das in Naturkostläden angeboten wird. Es stärkt den gesamten Verdauungstrakt und ist sehr wirkungsvoll bei Durchfall.

Durch die Verwendung von Kuzu sind die Pfannkuchen sehr bekömmlich. Um den Darm bei Beschwerden zu beruhigen, kann ein Teelöffel Kuzu in etwas kaltem Wasser angerührt werden. Man erhitze eine große Tasse Wasser oder Apfelsaft, gibt das vorher angerührte Kuzu dazu und kocht es einmal auf, sodass ein dickflüssiger Brei entsteht.

Auch Pfeilwurzelmehl ist im Bioladen erhältlich, ist wesentlich billiger und kann als Ersatz für Kuzu genommen werden.

Nur wenn man die Heilwirkung anstrebt, muss man Kuzu nehmen.

Hirseauflauf

F   In ½ l kochendes Wasser
E   300 g Hirse einstreuen,
M   eine Zimt- und eine Vanillestange dazugeben und 20 Minuten bei geringer Hitze quellen lassen.

Separat:
E   75 g weiche Butter glatt rühren,
    3 Eigelb und 3 EL Honig unterrühren.
E   Die gekochte Hirse und Rosinen untermengen.
M   3 steif geschlagene Eiweiß unterheben. Die Masse in eine Auflaufform füllen, mit gehackten Mandeln bestreuen und bei mittlerer Hitze 40 Minuten backen.

Dieser Auflauf eignet sich als Mittag- oder Abendessen. Ein übriggebliebener Rest kann zum Frühstück mit gedünsteten Früchten verfeinert werden.

Wirkung: stärkt Qi der Milz • harmonisiert Mittleren Erwärmer.

Grießbrei

F   In kochendes Wasser
H   Dinkel- oder Weizengrieß langsam einstreuen, unter Rühren 2–3 Minuten köcheln und vom Herd nehmen.
F   Eine Prise Kakao und
E   je nach Belieben Milch oder Sahne unterrühren.

Mit Gerstenmalz oder Ahornsirup und gemahlenen Nüssen verfeinern.
Dazu passt Fruchtsaft oder gedünstetes Obst.
Eignet sich auch gut zum Frühstück!
Wirkung: baut Qi und Säfte auf • entspannt die Leber und kühlt hitzige Emotionen.

Hirse-Obstbrei

F In kochendes Wasser
E Hirse einstreuen und einige Minuten quellen lassen, sodass ein dickflüssiger Brei entsteht.
E Süße Äpfel, Aprikosen oder Pfirsiche klein schneiden und dazugeben.
E Gemahlenen Sesam oder Sesammus unterrühren und nochmals quellen lassen, bis die Hirse gar ist.
Eignet sich auch zum Frühstück.
Wirkung: stärkt das Qi der Milz • harmonisiert den Mittleren Erwärmer • baut Säfte auf.

Reiscreme mit Trockenfrüchten

Vorbereitung:
H/E Getrocknete Aprikosen und Feigen 4–5 Stunden in wenig Wasser einweichen und pürieren.
M 60 g fein gemahlenen Reis in
W ½ l kaltem Wasser einrühren und zum Kochen bringen.
H Geriebene Zitronenschale,
F eine Prise Kakao und
E Vanillepulver dazugeben und kaltstellen.
E Die pürierten Trockenfrüchte und ⅛ l geschlagene Sahne unterheben.
Wirkung: baut Qi und Säfte auf • erfrischend.
Empfehlung: bei Verstopfung.

Quarkklöße

H 250 g Quark,
  75 g groben Dinkelgrieß,
  geriebene Schale einer halben Zitrone,
F eine Prise Kakao,
E Vollrohrzucker, Vanille, 1 Ei und
M etwas Korianderpulver verrühren und mindestens 15 Minuten ruhen lassen.
W In der Zwischenzeit reichlich Wasser mit etwas Salz zum Sieden bringen.
  Mit einem Esslöffel Klöße ausstechen und 10 Minuten im siedenden Wasser ziehen lassen.

Separat:
E Reichlich Butter erhitzen; darin Vollkornsemmelbrösel, Vollrohrzucker und
M Zimt leicht bräunen und über die fertigen Klöße geben.
Dazu Kompott reichen.
Wirkung: baut Qi und Säfte auf.

Apfel-Quark-Auflauf

E 3 Eigelb, 60 g Butter, 100 g Honig,
M ½ TL geriebenen frischen Ingwer,
W eine Prise Salz,
H 60 g Weizengrieß, 500 g Quark,
  Saft und geriebene Schale einer Zitrone,
F ½ TL Kakao und
E Rosinen miteinander vermengen.
M 3 steif geschlagene Eiweiß unterheben.
  Die Masse in eine gefettete Auflaufform füllen.

Separat:
  3–4 Äpfel in der Mitte aushöhlen und mit Marmelade füllen.
  In die Masse hineinsetzen und das Ganze bei mittlerer Hitze ca. 30 Minuten backen. Sehr geeignet als Abendessen.
Wirkung: baut Qi und Säfte auf • entspannt und beruhigt.

Apfelküchle

Teig:
H 2 Tassen fein gemahlenes Weizenvollkornmehl,
F eine Prise Kakao,
E 1 Ei,
M eine Prise Anispulver und
W 2 Tassen Wasser zu einem dickflüssigen Pfannkuchenteig
verrühren.
H Säuerliche Äpfel in Ringe schneiden. In den Teig tauchen und
F/E in heißem Öl frittieren, bis der Teigmantel goldbraun und
knusprig ist.
E Die Apfelküchle können mit einem Klecks Marmelade
verfeinert werden.
Wirkung: baut Säfte auf.
Nicht bei: Verdauungsschwäche.

Obstspeisen

Kompotte

Jede einheimische Obstsorte kann verwendet werden, um ein für Kinder bekömmliches Kompott herzustellen. Je nachdem, wie sauer die Früchte sind, kann mit Honig, Gerstenmalz, Ahornsirup, Agavendicksaft oder Vollrohrzucker gesüßt werden. Süße Früchte wie Äpfel, Birnen und Pfirsiche brauchen keine zusätzlichen Süßmittel.
E Süße Äpfel, Birnen oder anderes süßes Obst in Stücke
schneiden,
E Vanille, Zimt und
M etwas geriebenen Ingwer dazugeben und zugedeckt einige
Minuten köcheln lassen.
Variante: Kuzu oder Pfeilwurzelmehl kalt anrühren, mit dem Kompott vermengen und nochmals aufkochen lassen.
Anschließend in Schälchen füllen und abkühlen lassen.

Oder das kochend heiße Kompott in Schraubgläser füllen, sofort verschließen und abkühlen lassen. Im Kühlschrank ist das Kompott 2–3 Wochen haltbar und kann als Brotaufstrich oder zum Verfeinern von Süßspeisen verwendet werden.

Wirkung: baut Säfte auf • erfrischt • entspannt • stillt den Hunger auf Süßes.

Apfelgelee mit Agar-Agar

F ½ Tasse Wasser erhitzen.

E 4 süße Äpfel schälen, in Stücke schneiden und in den Topf geben.

E Vanillepulver, etwas Zimt und

M eine Prise Ingwerpulver dazugeben und köcheln, bis die Äpfel weich sind. Anschließend pürieren;

W eine kleine Prise Salz und

H ½ l Apfelsaft zu dem Kompott geben und nochmals erhitzen.

W 2 TL Agar-Agar in etwas kaltem Wasser anrühren; 15 Minuten quellen lassen und unterrühren. Das Kompott nochmals kurz aufkochen und heiß in Schälchen füllen. 3–4 Stunden kalt stellen, damit das Gelee ganz fest wird. Dann kann man es stürzen. Dazu passt sehr gut Schlagsahne oder Vanillesoße (siehe Seite 220).

Variante: Das Fruchtgelee kann kochend heiß in Schraubgläser gefüllt werden, die man sofort verschließt. Nachdem das Gelee abgekühlt ist, kann es im Kühlschrank 2–3 Wochen aufbewahrt und als Brotaufstrich verwendet werden.

Wirkung: erfrischt • baut Säfte auf • kühlt den Darm.

Empfehlung: bei Verstopfung.

Marmelade aus frischen roten Früchten

H 1 kg Früchte: Johannisbeeren, entkernte Sauerkirschen und/ oder Himbeeren in einen Topf geben.

F Etwas heißes Wasser dazugeben und erhitzen.

E   200–300 g Agavendicksaft, Rohrzucker oder Apfeldicksaft
    unterrühren.
E   15 g Konfigel (Stärkemittel aus dem Naturkostladen
    beziehungsweise Reformhaus) dazugeben und unter Rühren
    3 Minuten köcheln.
Die kochend heiße Marmelade randvoll in heiß ausgespül-
te Schraubgläser füllen; diese sofort verschließen und auf den
Kopf stellen. 5–10 Minuten auf dem Deckel stehen lassen,
anschließend wieder umdrehen. Die Marmelade ist verschlos-
sen monatelang haltbar. Nach dem Öffnen muss sie im
Kühlschrank aufbewahrt werden.
Wirkung: baut Säfte auf • entspannt.

Rote Fruchtsoße

F   Heißer Topf,
E   ½ l roten Fruchtsaft (Trauben-, Kirsch- oder Holunderbeer-
    saft) erhitzen, je nach Geschmack mit Ahornsirup oder
    Agavendicksaft süßen.
E   1–2 EL Kuzu oder Pfeilwurzelmehl oder anderes Stärkemehl in
    kaltem Wasser anrühren und in den Saft einrühren.
Kurz aufkochen lassen.
Die Soße passt zu Pfannkuchen, Pudding oder Grießbrei.
Wirkung: erfrischend • baut Säfte und Blut auf.

Vanillesoße

F   In einen heißen Topf
E   ½ l Soja- oder Kuhmilch hineingeben und erhitzen;
E   1 TL Vanillepulver, ¼ TL Zimt und 2–3 EL Ahornsirup oder
    Agavendicksaft unterrühren;
E   1 Eigelb und 1–2 EL Pfeilwurzelmehl, Kuzu oder Stärkemehl
    in etwas kalter Milch oder Wasser anrühren und in den Topf
    geben.

M Eine Messerspitze Ingwer und
W eine kleine Prise Salz dazugeben und die Soße unter Rühren
aufkochen lassen.
Diese Soße passt zu fast allen Süßspeisen.
Variante: Nimmt man etwas mehr Bindemittel zum Eindicken,
erhält man Vanillepudding.
Wirkung: befeuchtend • beruhigend.

Rote Grütze

H 250 g Heidelbeeren, Johannisbeeren oder Himbeeren mit
H einem EL Zitronensaft erhitzen,
F eine Messerspitze Kakao,
E 3 EL roten Traubensaft und
E 50 g Stärkemehl oder 3 EL kalt angerührtes Kuzu unterrühren
und kurz aufkochen lassen.
E Mit Agavendicksaft oder Ahornsirup süßen und in Schälchen
füllen zum Abkühlen.
Wirkung: erfrischend • baut Säfte auf • entspannt.
Empfehlung: bei innerer Unruhe und Schlafstörungen.

Holunderbeerenpudding

F ¼ l Wasser und 100 g Holunderbeeren 3–4 Minuten köcheln;
durch ein Sieb streichen. Den Saft nochmals zum Kochen
bringen.
E 30 g Sago (Stärkemehl aus dem Reformhaus) unter Rühren
einstreuen und einige Minuten quellen lassen.
E Mit Agavendicksaft oder Ahornsirup süßen und in Schälchen
füllen.
Wirkung: erfrischend • baut Säfte auf.
Empfehlung: bei Erkältung.

Bratäpfel

E Süße Äpfel aushöhlen und mit Sesammus (Tahin) oder
Marmelade füllen. Auf ein Blech setzen, mit Butterflöckchen
bestreuen und bei mittlerer Hitze backen.
Wirkung: baut Säfte auf • sättigend

Brotaufstriche

Süßer Sesambrotaufstrich

E 150 g Sesam in einer Pfanne ohne Fett anrösten und abkühlen
lassen. Fein mahlen und mit
E 2 EL Honig, etwas Vanillepulver und 2 EL süßer Sahne im
Mixer pürieren.
Wirkung: baut Qi und Säfte auf • sehr sättigend.

Brotaufstrich aus getrockneten Früchten

E 100 g ungeschwefelte Aprikosen und 50 g entkernte Datteln
über Nacht in Apfelsaft oder Wasser einweichen.
M Eine Prise Ingwerpulver und
W eine Prise Salz dazugeben und pürieren. Eventuell
H Apfelsaft dazugeben, falls die Masse zu dick ist.
In Schraubgläser gefüllt ist der Brotaufstrich im Kühlschrank
1–2 Wochen haltbar.
Wirkung: baut Qi auf • regt Verdauung und Entgiftung an.

Feigen-Mandel-Creme

E 150 g getrocknete Feigen in wenig Wasser über Nacht einwei-
chen.
E 150 g Mandelmus oder gemahlene Mandeln,
M eine Messerspitze Ingwerpulver,

W   eine kleine Prise Salz,
H   etwas Zitronensaft und
F   eine Messerspitze Kakao dazugeben und cremig pürieren.
Diese Creme ist sehr fein und bekömmlich!
Wirkung: baut Qi auf.

Avocadocreme

E   Eine reife Avocado mit einer Gabel zerdrücken;
E   einige Tropfen Olivenöl,
M   etwas gemahlenen Pfeffer,
W   eine Prise Salz,
H   Zitronensaft, 1 EL fein gehackte Petersilie,
F   etwas Oregano und
E   1 TL Sesammus (Tahin) dazugeben und zu einer Paste
    verrühren.
Sehr lecker als Brotaufstrich, passt aber auch gut zu Pellkartoffeln.
Wirkung: erfrischend.

Kuchen, Brötchen und Leckereien

Sesambällchen

E   200 g Sesam ohne Fett rösten und in einer Mohnmühle
    zerquetschen.
E   1 Messerspitze Vanillepulver, 20 g Rosinen, 20 g klein
    geschnittene Datteln, 1 EL Honig, etwas Zimt und
M   eine Messerspitze Nelkenpulver dazugeben und zu einem Teig
    verarbeiten. Kleine Bällchen formen und kühl aufbewahren.
Ideal als kleine Zwischenmahlzeit oder Pausensnack in der Schule!

Kokosbällchen

E   Jeweils 100 g getrocknete Feigen, Aprikosen und Rosinen
     zerkleinern;
E   100 g gehackte Mandeln, Zimt,
M   100 g Haferflocken,
W   etwas Mineralwasser,
H   Saft und geriebene Schale einer Zitrone und
F   etwas Kakao zu einem trockenen Teig verarbeiten. Bällchen
     formen und in Kokosraspeln wälzen. Kühl aufbewahrt sind die
     Bällchen 1–2 Wochen haltbar.
Wirkung: baut Qi und Säfte auf • stillt den Heißhunger auf Süßes.

Apfelfruchtschnitten

E   250 g geschälte Apfelstücke, 200 g Rosinen,
E   200 g geröstete Haselnüsse, Mandeln, Walnüsse,
E   2–3 EL Honig, etwas Vanillepulver,
M   100 g Haferflocken,
W   etwas Mineralwasser,
H   Zitronensaft und etwas geriebene Zitronenschale,
F   eine Prise Kakao.
     Alle Zutaten zerkleinern und gut vermengen.
E   Einige ganze oder grob gehackte Nüsse untermengen.
     Die Masse auf Oblaten streichen. Mit Oblaten bedecken und in
     breite Streifen schneiden. Kühl aufbewahren.
Wirkung: baut Qi und Säfte auf • stillt den Heißhunger auf Süßes.

Knabbertaler

E   100 g getrocknete Pflaumen und 100 g getrocknete Aprikosen
F   in 4 Tassen heißem Wasser 1–2 Stunden einweichen.
     Die Flüssigkeit in eine Schale abgießen. 4 EL davon wieder zu
     den Früchten geben und pürieren.
E   100 g gemahlene Haselnüsse, 1 EL Honig, 1 TL Zimt dazugeben.

M   80 g feine Haferflocken ohne Fett anrösten und nach dem
    Abkühlen dazugeben.
W   Eine Prise Salz,
H   die geriebene Schale einer unbehandelten Orange dazugeben
    und alles gut miteinander vermengen.
    Kleine Kugeln formen, auf runde Oblaten setzen und flach
    drücken. 2 Tage bei Zimmertemperatur trocknen lassen.
    Anschließend in einer Blechdose aufbewahren.
Wirkung: baut Qi und Säfte auf.

Rüblitorte

E   250 g fein geraspelte Möhren, 4 Eigelb, 4–5 EL Agavendicksaft,
    150 g Honigmarzipan,
M   etwas Nelkenpulver, 1 TL geriebenen Ingwer,
W   eine Prise Salz,
H   1 EL Zitronensaft, etwas geriebene Zitronenschale,
F   eine Prise Kakao,
E   150 g gemahlene Haselnüsse und 150 g gemahlene Mandeln
    gut vermengen und den
M   Eischnee unterheben.
    Falls der Teig zu trocken ist,
W   etwas Mineralwasser dazugeben.
    Den Teig in eine gefettete Springform geben und
    ca. 1 Stunde backen.
Wirkung: baut Qi auf.

Apfel- beziehungsweise Aprikosenkuchen

Teig für den Boden:
H   200 g Weizen- oder Dinkelmehl,
F   ½ TL Kakao,
E   1 Eigelb, 150 g kalte Butter, ca. 2 EL Rohrzucker,
M   eine Prise Anis und
W   1½ EL eisgekühltes Wasser rasch zu einem Teig kneten und

kalt stellen. Anschließend den Teig ausrollen und eine Springform damit auslegen.

Belag:

E   In Scheiben geschnittene Äpfel oder Aprikosen auf dem Boden verteilen.

E   1 Becher süße Sahne, 2 Eier, 1 EL Rohrzucker,

M   eine Prise Ingwerpulver,

W   eine kleine Prise Salz,

H   1 EL Weizenmehl und

F   eine Prise Kakao verquirlen und über den Kuchen verteilen. Bei 200 °C ca. 30 Minuten backen.

E   Halbierte Walnüsse auf dem Kuchen verteilen und nochmals ca. 10 Minuten backen.

Wirkung: baut Qi und Säfte auf • befeuchtet.

Dinkelbrötchen

W   ¼ l lauwarmes Wasser, ¼ TL Salz,

H   ¾ Würfel Hefe,

F   eine Messerspitze Kakao und

E   1 TL Honig mit dem Schneebesen gut verrühren.

E   40 g weiche Butter oder Öl,

M   eine Prise Anis,

W   ¼ TL Salz,

H   500 g fein gemahlenen Dinkel (oder Weizen) dazugeben und mit einem Kochlöffel kräftig schlagen, bis ein elastischer Teig entsteht, der sich leicht von der Schüssel löst. Wenn das Dinkelmehl frisch gemahlen und noch warm verarbeitet wurde, kann man – ohne dass der Teig ruhen muss – gleich weiterarbeiten. Ansonsten muss der Teig ½ Stunde ruhen. Dann wird er auf einem bemehlten Brett gut durchgeknetet, zu einer Rolle geformt, von der man Teile abschneidet, die nun zu Brötchen geformt werden. Diese legt man auf ein Backblech und lässt sie ca. 15 Minuten gehen.

Im vorgeheizten Backofen werden die Brötchen ca. 8 Minuten bei 200 °C und weitere 8 Minuten bei 160 °C gebacken.
Kindern macht es viel Spaß, wenn sie beim Brötchenbacken mithelfen dürfen!

Variante: Sesamstangen

Der gleiche Teig wird, anstatt zu Brötchen, zu kleinen Stangen geformt.

E   Auf einen Teller gibt man etwas Sahne oder Eiweiß. Eine Seite der Stangen schwenkt man darin; anschließend drückt man die *feuchte* Seite in einen Teller mit Sesam.

Auf dem Backblech wird die Seite mit dem Sesam nach unten gelegt. Die Backzeit ist die gleiche wie bei den Brötchen.

Sesamstangen eignen sich gut für kleine Zwischenmahlzeiten oder als Pausensnack in der Schule.

Stichwortverzeichnis

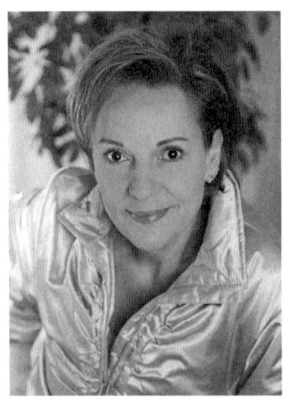

Barbara Temelie

ist Ernährungsberaterin, Ausbildungsleiterin und Dozentin für 5-Elemente-Ernährung auf der Basis der chinesischen Medizin. Sie lebt in Hamburg.

Seminarorganisation
Tel. 0700 / 53 53 63 68
Fax 0700 / 53 53 63 88
buero@barbaratemelie.de
www.barbaratemelie.de

Seminarangebote in Hamburg und München
• **Basis-Seminare mit Barbara Temelie**
veranschaulichen die Grundlagen der chinesischen Medizin und alle Leitlinien der 5-Elemente-Ernährung für die einfache, praktische Umsetzung in der Alltagsküche. Ein kritischer Blick auf weitverbreitete Ernährungsirrtümer und auf eine zweifelhafte Lebensmittelqualität gehört ebenfalls dazu. Ziel ist, dass die Teilnehmer sich von einengenden Ernährungsregeln befreien und wieder mehr auf den eigenen Appetit vertrauen. Wenn man sich einmal für gute Nahrungsqualität entschieden hat, kann man sich guten Gewissens mit herzhaftem Essen verwöhnen und erreicht auf diesem Weg das Bestmögliche für die eigene Vitalität und Regeneration und obendrein für die individuelle Wohlfühlfigur.

• **Kochkurse mit Kolleginnen**
dienen der praktischen Anwendung der 5-Elemente-Küche – mit dem Schwerpunkt auf der jeweiligen Jahreszeit. Die Gerichte, die von den Kursteilnehmern in einer großen Küche selbst zubereitet werden, liefern jede Menge Anregungen für die kreative Verwendung von Kräutern und Gewürzen, für eine entspannte Zubereitung der Mahlzeiten zu Hause sowie für deren Mitnahme in die Schule oder an den Arbeitsplatz. Ein wichtiges Thema ist auch die praktische Organisation, damit neue Ernährungs-und Kochgewohnheiten leichter umgesetzt werden können.

- **Einjährige Ausbildungen in Ernährungsberatung** werden von Barbara Temelie in München und Hamburg durchgeführt. Das Studium der 5-Elemente-Ernährung in sieben Vier-Tage-Blöcken kann zu einem eigenständigen Berufsweg führen oder als ideale Ergänzung einer therapeutischen Tätigkeit dienen. Eine solide Basis in chinesischer Medizin schafft die nötigen Voraussetzungen für eine Befunderhebung. Diese ist für individuelle Ernährungsberatungen unerlässlich und kann außerdem einer zielorientierten Seminartätigkeit zugute kommen. Zum Kennenlernen der Thematik und als Vorbereitung auf eine Ausbildung bietet das Basis-Seminar einen hilfreichen Einstieg.

Seminarangebote in der Schweiz
Basis-Seminare, Kochkurse und einjährige Ausbildungen mit Christiane Seifert und Marlise Minder:

Kontakt in Deutschland: Christiane Seifert
Tel. 06138 / 77 98
www.tcm-seifert.de
chr.seifert@tcm-seifert.de

Kontakt in der Schweiz: Marlise Minder
Tel. 0041 848 / 000 880
buero@tcm-seifert.ch

Gemeinnützige Verbände zur Förderung der 5-Elemente-Ernährung
Deutschland: Ernährung nach den Fünf Elementen e. V.
www.5-elemente-ev.de
Schweiz: Verband Ernährung nach den 5 Elementen
www.ernaehrung5elemente.ch
Österreich: Verein g5e – Gesellschaft für Ernährung nach den Fünf Elementen
www.tcm-ernaehrung.at

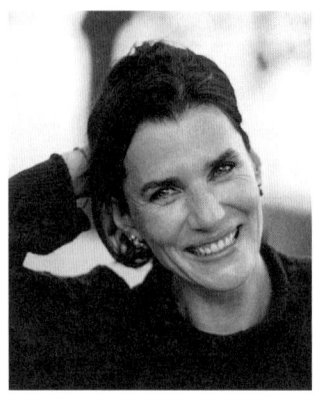

Beatrice Trebuth

Mutter zweier Kinder, Heilpraktikerin und Dozentin

Praxis für Traditionelle Chinesische Medizin und Diätetik
Hüxtertorallee 2 B, D-23564 Lübeck
Tel./Fax: 04 51/38 44 94 92
E-Mail: beatrice@trebuth.de

Ernährungsberatungen

Aufgrund von Zungen- und Pulsdiagnose sowie Befragung wird ein Befund erstellt. Daraus ergeben sich Ernährungsrichtlinien, die der individuellen Konstitution entsprechen. Es wird ein ausführlicher Ernährungsplan erstellt. Zusätzlich bekommen Sie Anleitung für die praktische Umsetzung der Ernährung nach den Fünf Elementen.

Akupunktur und Kräutertherapie

Diese beiden Methoden dienen der Gesundheitsvorsorge und der Behandlung von Krankheiten. Sie verstärken die gesundheitsfördernde Wirkung einer zielgerichteten Ernährungsumstellung nach den Fünf Elementen.

Kochkurse

Praktisches Kochen und theoretischer Unterricht ermöglichen einen mühelosen Einstieg in die Ernährung nach den Fünf Elementen für den Alltag.

Ausbildung

Einjährige Ausbildungen in Ernährungsberatung (chinesischer Diätetik) werden von Beatrice Trebuth in Hamburg (Kiel-Lübeck) durchgeführt.
An 8 Wochenenden werden neben Nahrungsmittelstudium und Grundlagen der TCM praktisches Kochen, Ernährung von Kindern,

Jugendlichen und Erwachsenen und die Ernährung bei Ungleichgewichten oder Erkrankungen unterrichtet.

Weitere Veröffentlichung im JOY Verlag
Das Fünf Elemente Kochbuch, ebenfalls in Zusammenarbeit mit Barbara Temelie.

Mitarbeit als Co-Autorin (Kapitel: Ernährung) in den folgenden Büchern:
A. Noll/B. Kirschbaum, *Stresskrankheiten. Vorbeugen und behandeln mit chinesischer Medizin*, Verlag Urban & Fischer in Elsevier 2006
A. Noll, *Chinesische Medizin bei Fertilitätsstörungen. Erfolgreiche Behandlung bei unerfülltem Kinderwunsch,* MVS Medizinverlage Stuttgart 2008

Unterstützung rund um die Geburt
www.doula-info.de

Unterstützung zum Stillen
www.afs-stillen.de

La Leche Liga Deutschland e.V.
www.lalecheliga.de

Überarbeitete und erweiterte Neuauflage

B. Temelie, B. Trebuth
Das Fünf Elemente Kochbuch
Die praktische Umsetzung der chinesischen
Ernährungslehre für die westliche Küche
200 Rezepte zur Stärkung von Körper
und Geist

256 Seiten, Hardcover,
viele Farbfotos, mit Nahrungsmittel-Poster
€ 26,95 [D] 27,80 [A] / SFr 47,–*
ISBN 978-3-928554-80-0

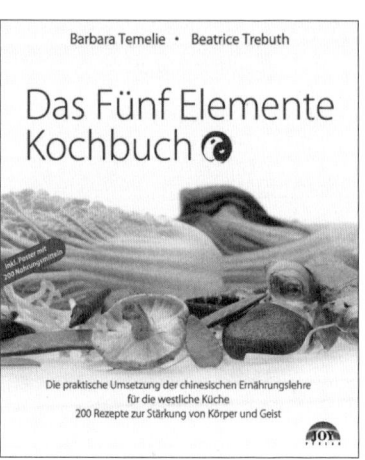

Barbara Temelie
Ernährung nach den Fünf Elementen
Wie Sie mit Freude und Genuss Ihre Gesundheit,
Liebes- und Lebenskraft stärken

224 Seiten, Qualitätsbroschur, mit Poster 26×60 cm
€ 17,95 [D] 18,50 [A] / SFr 31,80*
ISBN 978-3-928554-03-9

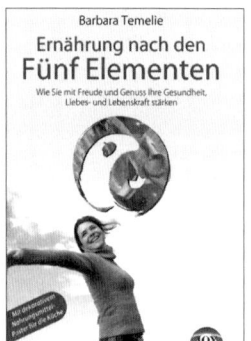

* Keine Preisbindung für die Schweiz